うつ病から相模原事件まで

精神医学ダイアローグ

井原 裕

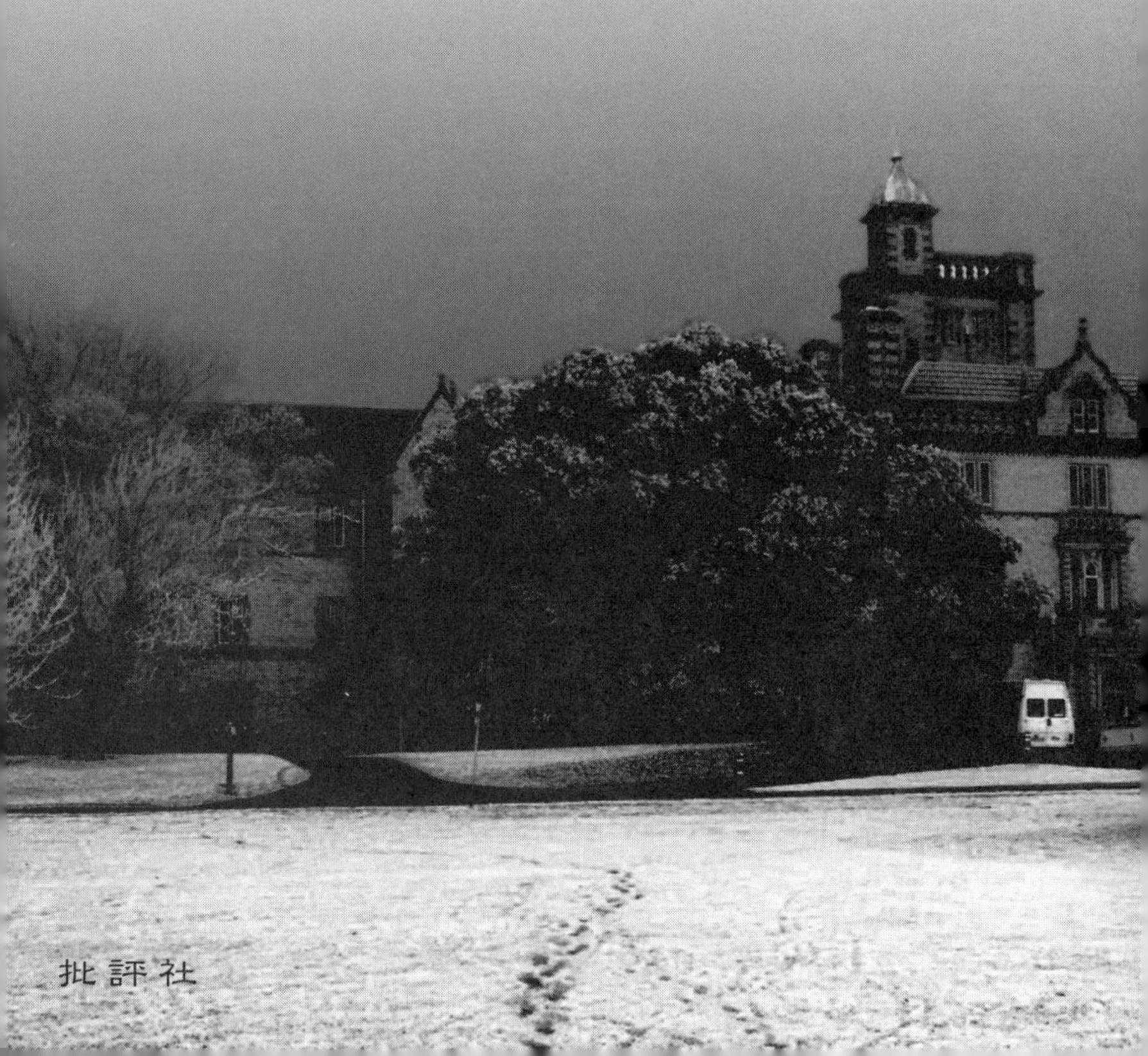

批評社

はじめに

本書は、対話の形式に託して、精神医学の時事的な問題を扱ったものです。主なトピックは、疾患喧伝、高齢化時代のメンタルヘルスケア、そして、精神医学と犯罪防止の関係などです。

私は、対話の形式で記した専門書として『思春期の精神科面接ライブ』(二〇一二)、『プライマリケアの精神医学』(二〇一三)の二冊をすでに上梓しています。前者はほぼ全編を、後者もその一部を私と患者さんとの診察室での対話の形式で著したものでした。

今回の書は、専門的な内容をめぐって、私とジャーナリストないし見学者との対話の形式で著しました。私は、高校生のころジャーナリストになりたいと漠然と思ったことがあり、今でもジャーナリズムには強い関心を寄せています。そのせいもあって、取材には積極的に応えることにしています。メディアを通して、一般市民への説明の責任を果たすことも専門家としての大切な役割のひとつだと考えているからです。

ただ、ジャーナリストと話していてわかってきたことは、説明することを通して、こちらも学ぶことが多いということです。特に最近は、医療ジャーナリズムが専門分野として独立しつつあり、深さにおいても、広さにおいても驚くべき賢察をもったジャーナリストの方もおられます。私が取材を受ける場合は、実際のところ、医療ジャーナリストの方々と意見を交換しつつ、他の専門家の方々の多様な意見に触れ、未来に向けての世論の動向を探ろうという思いもあります。取材を受けること以上に勉強になる機会は、そう多くないと思えるようになりました。本書における架空の対話は、これまでに私が接してきた数々のジャーナリストの方々との実際の議論が下敷きになっています。私に胸を貸してくださった一流ジャーナリストの皆様に、この場を借りて御礼を申し上げます。

また、私はこれまで、医学生、研修医、他院精神科医、他科医師、臨床心理士など多数の方々の訪問を受けています。訪問の主たる目的は、当科で行っている「薬に頼らないこころの治療」の実際を見るためです。私どもの科は、日本の大学病院で唯一の「薬に頼らない精神科」を標榜しており、外来患者さんの四割は薬をまったく使わず、それ以外の患者さんに対しても薬の量・種類とも最小限にとどめています。このような診療実践をすでに何年も行っており、私どもにとっては特段の珍しさ、目新しさなどないのですが、何分にもこんなことを行っているところは、日本中探してもめったにない。そんな事情もあって、見学者は実に多いものがあります。

ただ、これはジャーナリストの場合と同じですが、若きメディックたちとの対話は、私にとっても実に得るところが多い。彼らの感性は、経験による摩耗を受けていません。そのため、つねに新鮮な目で精神科臨床の現状を見ています。私ども長年この業界で仕事をしている者には見えない問題点を、彼らの潑溂としたまなざしは確実にとらえています。将来の精神科医療を担う彼らは、間違いなく、新しい価値を創造するでしょうし、彼らとの対話を通して、私自身も未来を予想することができるのです。

私は、専門書を対話篇で記すということに、大きな可能性を感じています。プラトンの著作が対話篇で書かれている通り、対話篇には長い伝統があります。ライプニッツ、バークリー、ヒュームなど哲学史上の巨人たちも、対話篇で自身の哲学を展開しています。自然科学の領域でも、ガリレオ・ガリレイは多数の対話篇の著作を残しています。古代中国なら孔子の『論語』、近代日本なら中江兆民の『三酔人経綸問答』など、古今東西を問わず対話篇は知的創作の一ジャンルをなしてきたといえるでしょう。

対話の意義は、バークリーの言葉としてしばしば引用される、「哲学は語るものであって歌うものではない」（大森荘蔵：『新視覚新論』）という点にあるでしょう。大森荘蔵はそれを「散文精神」と呼びました。その含意は、難解なトピックだからこそ、明晰に語り合ってはじめて理解が得られるという点にあるように思われます。

本書の内容は、一部に専門的なものが含まれ、学説史、論争史の知識なくしては理解困難なところもあろうかと存じます。わかりにくさについては、読者の皆様のご寛恕をいただきたく存じます。ただ、私は対話の形式によらずしては主旨を伝えにくい内容を扱ったつもりでおります。特に第5章では、業界内でオープンなダイアローグが成立したことがなかったトピックをも扱ったことを、ここにお断りしておきます。

本書執筆中の二〇一六年に精神科強制治療に関わる資格（精神保健指定医）をめぐる問題が発生しました。この点に関連して、ここに私自身の問題意識を少し記させていただきます。

私は学生時代に人権に関わる国際的な非政府組織にコミットしていたことがあり、その経験から、精神科医という職業に不可避的に付きまとう「強制」という問題をつねに気にせざるを得ませんでした。

そういう経験から、精神保健指定医という資格も、ひとたび取得してしまえば、社会保安の片棒を担ぎかねないというういやな予感がありました。それで、同世代も、後輩たちも次々に指定医資格を取得するのをしり目に、私一人はあれやこれやの理由をつけて、資格申請を先延ばしにしてきました。その後、留学後に就職した国立病院で、これ以上は組織に迷惑がかかると観念して、精神保健指定医資格を取得しました。卒後、一二年もたっていました。

妥協だという批判も当然あるでしょう。しかし、精神科医療に強制治療が不可避的に含まれる限り、そこにコミットすることは精神科医の務めでもある。それに、有資格者として行政の監督下に任務を行うことも、国民全体の奉仕者としての医師の義務であろうと納得することにした次第です。

しかし、指定医になってからも、この資格には保安目的に濫用されるリスクがあることを自覚していました。私は、すでに精神保健指定医として、精神科救急にも、医療観察法審判にも関わってしまいました。すなわち、患者の人権と社会の安全という相互に衝突する価値観の間で困難な判断を下してきました。精神科医としての経験を重ねるにつれ、無垢な医学徒の時代は遠い過去のことになりました。そんな私でも、精神医学における「強制」は控えめにすべきだと思います。強制治療は、あくまでも必要悪であり、最小限にとどめるべきだと考えています。

私自身は、まったくもって「草食系」の精神科医です。そもそも隔離・拘束も、強制入院も、電気けいれん療法も、それどころか薬物療法すら好きではありません。患者さんを縛ったり、閉じ込めたり、無理やり入院させたり、電気ショックをかけたり、そんなことがしたくて精神科医になったわけではありません。もちろん、精神科医になった以上、それらの「強制」治療も、必要悪として行わなければならないという事情も理解しました。それでも私は、これらが精神科医の本来の仕事だとは思いません。そもそも、薬物療法すら、精神科医の本来の仕事ではないと思います。

では、精神科医の本来の仕事とは何か。それは、「話し合うこと」です。そういえば、精神療法だって話し合いですし、それこそが精神科医のアイデンティティのはずです。制度作りだって、専門家と市民の皆様とお役人とで話し合って決めることです。支配と服従によって、創造的な事業が達成されるとは思いません。憎悪と敵意が、人の心をいやすことはないはずです。罵声と怒号の応酬にあっては、人は判断を誤るでしょう。必要なことは、開かれた話し合いの場を作ることです。冷静な話し合いこそが、双方の知性を発揮させ、難問にも建設的な解決策が得られるはずです。精神科医の本来の仕事が「話し合い」であり、そうである限りにおいて、この仕事はまだ捨てたものじゃないと私は信じております。

なお、お断りを記させていただきます。本書の、第1章は、井原裕「病気喧伝」(こころの科学156: 21-27、二〇一一、日本評論社)を一部改変しています。第2章は、井原裕「『こころの風邪』物語の終焉」(精神科治療学28: 391-398、二〇一三)と一部重複しています。第4章は、井原裕『うつ病』から『双極性障害』への診断変更について」(こころの科学164、二〇一二年七月号、頁102-103、二〇一二)と一部重複しています。第5章では、二〇一六年に起こった事件にふれましたが、今後、予想される裁判に影響を及ぼさないように、対象者の責任能力に関するコメントは控えております。本書の対談はフィクションであり、登場する団体・人物などの名前は、筆者である私以外は架空のものです。校正の際、獨協医科大学越谷病院臨床研修センターの近藤忠一医師に協力をいただきましたので、深謝いたします。

うつ病から相模原事件まで

——精神医学ダイアローグ

もくじ

第5章 相模原事件をめぐって ──精神科医療と治安政策

第1章

「疾患喧伝」(disease mongering)について取材を受ける

――精神医学の欺瞞

今回は、「疾患喧伝」と呼ばれる事象に関して取材を受けることになった。バレンタイン・デーも近づいた二月中旬のある日のことである。ゴディバのチョコレートをもって、美しい女性が来訪。名刺に「明朝新聞東京本社、編集局、医療情報課　島めぐみ」とあった。

しかし、会ってみて、なかなか手ごわい襲来者であった。厳しい質問が槍のように飛んできた。まったく油断ならぬ人であった。ゴディバも結構苦かった。

今の精神科の医療は欺瞞だらけ？

井原●島さんですね。どうぞお入りください。獨協越谷病院の井原です。

島●明朝新聞の島めぐみでございます。今日はお忙しいなかお時間をとってくださいましてありがとうございます。

井原●とんでもない。遠路はるばるありがとうございます。それに結構なお品をいただき、恐縮しております。

島●先生の『激励禁忌神話の終焉』(日本評論社)を読ませていただきました。今の精神科の医療は欺瞞だらけで、先生にはそれを告発するご意図があるように、拝読させていただいて感じました。

井原●ええっ、そりゃ読みすぎですよ。告発なんてそんな……。さすがは明朝新聞の記者さんだけありますね。でも、それは読みすぎでしょう。私どもは、患者さんのニーズにお応えする責任がある。でも、なかなかニーズをつかみきれてはいない。そういうとき私どもと患者さんとの橋渡しをするのがメディアの役割、まさにメディエートするってことでしょ。明朝新聞さんには、ぜひ、そういった役割をお願いしたいです。

島●ありがとうございます。こちらこそよろしくお願いします。私どもの医療情報課では、「明日の医療のために」というシリーズものの企画を組んでいます。精神医学だけを扱うわけではありませんが、高齢者医療やがん医療と並んでうつ病などの精神疾患もとても大きなトピックだと思っています。そんなわけで、今日から何度か先生のもとに足を運ばせて頂いて、いろいろヒントになることなどを窺えればなと思っております。

井原●なるほど、私の意見が精神医学を代表しているとはとても思えません。むしろ、私は現今の精神医学を批判している側ですからね。でも、まあ、私にできる範囲で、ご協力させて頂きます。

疾患喧伝とは何か

島●さて、今日、先生にお伺いしたいのは、先生が最近問題視しておられる疾患喧伝についてです。まず、この疾患喧伝とは具体的にはどのようなことを……。

井原●はい。「疾患喧伝」とは'disease mongering'という英語の訳です。まだ日本語の定訳がないので、とりあえず私は「疾患喧伝」と呼んでいます。ここで'disease'はわかりますね。「疾患」、つまり「病気」ということですね。もうひとつの'monger'という言葉は、ちょっと学校では教わらない単語ですが、要するに「売り歩く」とか、「威勢よく掛け声をかけて売りさばく」といったニュアンスです。「さあ、いらっしゃい、いらっしゃい。奥さん、今日はいきのいいサンマがたくさんはいったよ」ってな感じでお客さんを誘って、どんどん買わせる魚屋さん、こういう人は、'fishmonger'といいますね。

島●「商売」という日本語の語感に近いですね。魚屋さんが「商売」でサンマを威勢よく売るようなイメージですね。でも、サンマやマグロやイカならともかく、そんな感じで、本来売り物じゃないものをどんどん威勢よく売ってはいけませんね。

井原●おっしゃるとおりです。「商売」の文脈を離れて、'ナントカmonger'という表現で使われるときは、例外なく悪い意味です。たとえば、'scandalmonger'、'sensationmonger'、'gossipmonger'、'rumormonger'なんて言葉をみればだいたいお分かりでしょう。おしゃべりで、あっちこっちに出没しては、あれやこれやと大げさに吹聴してまわる人のことですね。

島●芸能レポーターさんなんかもそうでしょうかね。

井原●そうですね。でも島さん、お気を付けいただかないと。'newsmonger'なんて言葉もありますよ。新聞があまりセンセーショナルな見出しをつけると、'newsmonger'だって批判されます。「見て、見て、この見出し。すごい記事が載っているよ。明朝新聞。すごいわねえ」なんてね。

島●それは失礼な！　本紙は、そんじょそこらの二流ジャーナリズムとは違います。

井原●おっと失敬。

島●でも、確かに見出しの付け方というのは、いつも難しいんです。社内でも話題になります。たしかにおおげさではいけないんですけど、ある程度食いつきのいい見出しにしないと、紙面が映えないんです。

井原●'ナントカmonger'のことをもっとも厳しく自制しなければならないのは、本当はジャーナリズムかも。でもまあ、本題に戻しましょう。今日は、疾患喧伝のことですね。

島●はい。今までのお話をうかがっておりますと、「疾患喧伝」'disease mongering'というのは、「病気を売り歩く人」……。

井原●そうですね。軽度の心身の不調を、本来それは生理的な範囲にすぎないかもしれないのに、

「病気だ、病気だ」と騒ぎ立てて、やれ「医者にかかれ」だの「治療しないとまずい」だのとかまびすしく説いてまわることです。

島●具体的にはどういった病気でしょうか。

井原●はい。たとえば、逆流性食道炎。この病名に相当する病態があることは間違いありません。しかし、普通の人のちょっとした胸やけを指して、「それは逆流性食道炎だ。まずいぞ、医者に診てもらわないと」なんて騒ぐ必要があるでしょうか。それから過活動膀胱。これもどの程度を病気と見なすかは微妙です。お年寄りはみなさんトイレが近いものです。それから、男性なら脱毛症と、それからちょっとレディの前で言いにくいですが、勃起障害、いわゆるＥＤですね。

島●みなさん、悩みは深いですよね。

井原●そうです。悩みは深いけれど、いずれも死に至る病ではない。ある程度は、生理現象でしょう。

病気か生理的な範囲か

島●「生理的な範囲」ということが難しいですね。

井原●そうです。女性にもありますよ。月経前緊張症です。女性たちのなかには、月のものが来る前に何日かイライラしたり、機嫌が悪かったり、すぐ泣きだしたくなったり、そんな人がいるでしょ。そして、月のものが来たとたん、まさに憑き物が落ちるようにすっと落ち着く……。

島●はい、いますね、そんな人が……。というより、私も少しそうです。

井原●まあ、女性のいらだちというのは、ちょっとだったら、かえって魅力的なものです。ふだん穏やかな人のなかに、一瞬激しいものがチラッとみえたりするのは、私たち男からすれば、ドキッとしますものね。でも、まあ、あんまりギャーギャーやられたら、「こら、かなわんなあ」と思いますがね。

島●でも、それって本人には苦しいんです。お医者さんに相談して、治してくれるんだったら、それはいいことじゃないでしょうか。

井原●そう言われると弱いんですよ、医者は。とくに男の医者はね。きれいな女性に「治してください」っていわれたら、つい、張り切って、「おまかせください。私が治します」なんて気になってしまうんです。やっぱり喜んでくださる顔が見たい。「先生、ありがとうございました」って言ってもらいたいんですね。

島●よろしくお願いします、先生。本当にどうにかしてほしいんです、このイライラ。

井原●でもねえ、そういうおだてに乗っていいのかな。医者ってのは、総じておだてに乗りやすい。すぐ調子に乗って、はりきってしまうんです。でも、イライラしたり、情緒不安定だったりって、それ、すべて医学の対象でしょうか。ある苦痛な状態を医学の対象にしようとすると、それが行き過ぎると疾患喧伝になってしまいます。「治すべき病気」の範囲を次々に広げていってしまうんですね。

島●それはいけないんですか。病気とみなして、それでつらい症状がなくなって、治るんだったらいいじゃないですか。

井原●ところがそうはいかないんです。医者が病気とみなせば、「じゃあ、治療しよう」ということになりますね。でも、医学の治療ってのは、つねに両刃の剣です。副作用がつきものなんです。そこが問題なんです。

製薬会社の疾患啓発活動

島●副作用って、薬の副作用のことですね。

井原●そうです。今、海外のジャーナリズムが盛んに批判している疾患喧伝の問題は、例外なく製薬会社の疾患啓発活動に関係しています。製薬会社が疾患啓発活動をして、それで患者を病院に招き寄せて、医者がその会社の薬を出す。製薬会社も儲かる。医者も儲かる。でも、それで患者さんが本当に幸せになるなら、全員がウィン・ウィンの関係ですからいいのですけど、患者さんにとってはいいことばかりではないんですね。効果がないだけならいいですが、副作用だってあり得ますから。まあ、早い話が、「製薬会社と医者が結託して病気を作って一儲けしようとしている」と見なされかねないということです。

島●疾患啓発広告について、読売新聞が一度扱ったことがありました（「医師に相談を」広告が急増。読売新聞二〇一〇（平成二二）年九月四日（土）朝刊、一三版、三三頁、社会面）。こういうことをあえて記事にしたのは、ジャーナリズムの側にも自制しないといけないという意識があるからなんです。「製薬会社に乗せられてはまずい」、そう思っているんです。

井原●なるほど。

島●疾患啓発広告がちょっと問題なのは、一見すると親切そうな、善意の記事のように見える点ですよね。どこにも薬の名前なんか書いていない。誰もこれを薬の宣伝戦略だなんて思わない。

井原●そうですね。でも、製薬会社に尋ねたって、そう答えると思いますよ。「これは薬の宣伝ではありません。私どもはあくまでこういう症状で苦しんでいらっしゃる方たちのお役に立ちたいと思っているだけです」ってね。

島●でも薬を使わせようってことなんでしょう。

井原●いや、その質問に対する製薬会社の回答もいつもきまっています。これは、私自身、製薬各社のＭＲ（医薬品情報提供担当）と付き合っていますからわかっていますが、ＭＲさんはどの社の人であれ、判で押したように同じことを言ってきます。そう言うように業界で統一して指導しているのでしょうね。つまり、こうです。「病気かどうかを判断なさるのは、あくまでお医者さんです。先生方にはつねに適切な処方をお願い申し上げております」ってね。

島●「病気かどうかを判断するのはお医者さん」って、それは正論だけど、医者にできるんでしようか。できないから問題なんじゃないですか。

疾患喧伝にあおられる精神医学

井原●ご批判はその通りだと思いますね。たとえば精神医学です。そもそも精神医学ぐらい、疾患喧伝のあおりにもろい分野はありません。「内気」という普通のキャラをあえて「社会不安障害」と呼んで、抗うつ薬を使わせようとしたり、普通の気分のアップダウンをあえて「双極性障害」と呼んで、気分安定剤を使わせようとしたり、落ち着きのないおっちょこちょいの子どもたちに、「注意欠如多動性障害」って病名つけて、メチルフェニデートっていう覚せい剤類似薬を飲ませたり……。これ、すべてがいけないとはいえませんが、かなり慎重にしないとまずいと思います。

島●患者さんは先生に勧められたら薬、飲みますよ。お医者さんを疑うなんて、そもそも、そんなことできません。先生の判断に間違いがあるかもなんて思ったら、怖くて医者にはかかれませんね。

井原●薬を使うべきかどうかを判断するのは医者の仕事。でも、患者さんはすでに疾患啓発にあおられて、病気じゃないかと思っています。不安になっています。「病気に違いない。これは薬を飲まないとまずい」、そう思っている。すでにすっかり製薬会社のペースに乗せられた状態でおこしになるんですね。

島●でも、そうであっても、「ご心配なく。病気ではありません。薬は必要ありません」と言うのも、やっぱりお医者さんの仕事ではないですか。「薬屋さんがあおった。患者が不安になった。だから薬を出しました」ではいけないでしょう。

井原●……。

島●「私のせいじゃない。薬屋のせいだ」、それってお医者さんの逃げ口上ではないですか。医者なんだから、やはり、自分で判断しないと……。

井原●厳しいなあ、島さんは。でも、実際は島さんのおっしゃる通りだと思います。島さんだけじゃない。患者さんたち、みんなそう思っていると思います。

「医者だから薬を使わないといけない」は間違い

島●診断が間違っているんじゃないですか。

井原●いや、診断が間違っているというよりも、むしろ「診断をつけたら、直ちに薬！」となるのがいけないんだと思います。広告を見てやってきた患者さん、本人の言うとおり「社会不安障害」かもしれません。「双極性障害」かもしれません。「注意欠如多動性障害」かもしれません。そう診断した医者の判断には間違いないのかもしれない。でも、そう診断したら、直ちに「薬を出さないと治療にならない」と考えることが間違っているんです。「社会不安障害」や「双極性障害」

や「注意欠如多動性障害」の人が全員薬を飲まなければならないわけではありません。

島●薬以外の治療法があるということですか。

井原●そうです。精神科の治療とは、薬物療法のことではありません。薬物療法は精神科の治療の全体のごく一部にすぎません。患者さんが精神科医に求めているものだって、薬物療法だけではないでしょう。もちろん、精神科医は、臨床心理士や看護師とちがって、薬を使うこともできます。しかし、薬を使うこともできるからといって、薬を使う以外に何もしないと開き直るべきではないでしょう。まして、薬を使える以上、使うことが義務だというような、おかしなロジックにはまり込んではいけないと思います。

島●薬を使えるのはお医者さんだけです。でも、だからといって「医者だから薬を使わないといけない」と思い込むのはおかしいですよね。「外科医なら手術しなければいけない」、そんなポリシーで次々に必要のない手術をやられたら患者さんはたまりません。「警察官は拳銃持たされたら発砲しなきゃいけない」なんてことはない。「自衛隊だって戦闘能力あるんだから、戦争しなきゃいけない」ってことはないでしょう。

井原●すごい譬えだなあ。でも、その通りですよね。医者のアイデンティティは「薬師」。医者は薬のプロです。でも、だからこそ、伝家の宝刀はいざというときにとっておかないといけないでしょうね。必要な患者に、必要な薬を、必要な量、必要な期間に限って、最小限に使う。そして、「薬を使う必要なし」と思えたら、自信をもって「薬を使わない」、そういう選択肢をとるべきなんです。

島●先生の病院の精神科外来は、たしか「薬に頼らない治療」というのをうたっていらっしゃいますね。ホームページも見せていただきました。

井原●そうです。でも、とても勇気のいることでした。今の精神医学の大勢に逆行していますから。嵐のような批判が来ましたよ。まるで、「薬を使わない実験をしている」とでもいいたげなね。でも、私たちは、「薬は、使わないわけではない」とはっきり言っています。薬は使いますよ。それに、たとえ薬のない治療を進めていくにしても、その場合、現時点で患者さんが薬を飲んでいるのなら、急にやめるのは危険です。私どもが医師としてモニターしつつ、少しずつ減らしていくようにしています。自己判断でやめることは、是非お控えいただくよう、患者さんには言っています。

うつ病に抗うつ薬は効くのか？

島●先生の『激励禁忌神話の終焉』の一五四頁に「抗うつ薬投与に意味があるのは五人に一人だけ」とありますよね。本当ですか。もしこれが本当だとすると、今ちまたで言われている抗うつ薬の話には、かなり誇張が混じっているのではないでしょうか。

井原●その可能性はありますね。でも、知っていただきたいことは、精神医学界の公式見解としては、二〇一二年頃までは、抗うつ薬こそうつ病治療の基本とされてきたということです。ガイドライン（例。精神科薬物療法研究会編『気分障害の薬物治療アルゴリズム』じほう、二〇〇三年）は、ものによって多少の違いはありますが、こんな内容です。「最小治療用量から開始し、承認された治療用量の上限まで増量すべきである」、「寛解後は、再発・再燃防止のため、急性期と同じ投与量にて、少なくとも六ヵ月以上継続して投与することが望ましい」、「再発の場合は一年以上投与が望ましい」、「維持用量については、急性期と同用量を継続することが望ましい」、「治療困難例に対しては、増強療法を試みる」。まあ、どれも似た内容です。

島●かなり積極的な薬物療法が推奨されていますね。

井原●そのとおりです。でもね、ちょっとガイドラインの内容をマーケティングの観点から見てください。抗うつ剤の消費量を最大化するうえであまりにも都合がいいでしょう。

島●そうですね。一方で、「抗うつ薬の効果はプラセボと変わらない」との説もありますよね。

井原●島さんがご指摘なのは、カーシュら（Kirsch et al., 2008）の研究ですね。アメリカの未発表データも含めて解析しなおしたものですね。その結果、抗うつ薬のプラセボに比してのベネフィットが明らかなのは、最重症の患者だけ。それ以外の軽症、中等症、重症の患者にとっては、プラセボと変わらないという結果でした。さらには二〇一〇年にも別のグループ（Fournier et al., 2010）からのメタ分析の論文も出ています。こちらもやはり、最重症のうつ病以外は、抗うつ薬でプラセボに比しての有意なベネフィットはないという結論ですね。

島●抗うつ薬を飲んでも、カタクリ粉をオブラートに包んで飲んでも、大差ないということでしょう。

井原●大差ないが少しは差がある。となると、うつ病治療の『アルゴリズム』のあの積極療法は、どう理解したらいいんでしょうか。「プラセボと小さな差しかないからこそ、消費量を最大化するような使い方をしないかぎりうま味が出せない」ということなのでしょうか。でも、そんなのは、あきらかに製薬会社側の理屈ですよね。全然、患者サイドの意見じゃない。

島●うつ病のガイドラインってのは、大丈夫なんでしょうかね。一方で、抗うつ薬は自殺のリスクを高めるなんて説もあるくらいなのに……。

うつ病のガイドラインも変わる

井原●ただ、最近、日本のうつ病学会が諸外国のうつ病ガイドラインを参照しつつ、最新のエビデンスに基づいて、新しいガイドラインを出しています（日本うつ病学会：『日本うつ病学会治療ガイドライン・大うつ病性障害 2012 Ver.1』）。そろそろ薬一辺倒ではなくなりそうです。今後、日本のうつ病臨床もうつ病学会のガイドラインを参照しつつ変わっていくと思います。少なくとも、軽症例、中等症例では、抗うつ薬は推奨されなくなるかもしれません。

島●先生のように「薬に頼らない診療」も見直されるかもしれませんね。

井原●少なくとも以前のような敵愾心に満ちた批判は減るでしょうね。それに、正直言って私もほっとしています。カーシュらの論文を引用して、「私の外来にくるうつ病の人は、最重症ではないから抗うつ薬は効かないので、あえて投与しない」と反論することもできます。『ガイドライン』ですら軽症例では薬以外の治療法を推奨しているわけですから、そういったことも私どもの方法が根拠のない独断療法ではないといえる論拠になりますね。

島●カーシュらの論文のインパクトは、日本の精神科医にはどうなのでしょう。あれを読めば、先生たち、抗うつ薬を出すことを少しは控えめにすると思いますが……。

井原●いや、依然として出していますよ。だって、ほかにいい手、思いつきませんから。患者さんを見棄てたくはない。でもほかに方法はない。となれば、抗うつ薬にかけるしかない。そもそも、まだカーシュらの論文はそんなに知られていませんけど、知っている先生たちだって、カーシュらの主張は反薬物療法の極論だと見なしたいんだと思います。患者さんを救いたい一心で、カー効果を信じて使っているんだと思います。こうなれば、もう、サイエンスの世界ではなくなりますけどね。

脳循環・代謝改善剤の経験

島●患者さんの視点からみれば、抗うつ薬については、プラセボと比べて差があるかなんてことが、真顔で議論されること自体ふざけた話ではないでしょうか。精神医学以外の分野でこんな話は聞いたことがありません。精神科のなかだって、抗てんかん薬や抗精神病薬はもちろんのこと、睡眠導入剤もプラセボと比べて差があることなんて当たり前ですから、誰も真剣に議論しません。抗うつ薬だけです。しかも、抗うつ薬は巨大市場なんですよ。どうなっているんでしょう。

井原●カーシュらの論文は、センセーショナリズムではないにしても、ある程度冷静に読まなければならないと思っています。私どもはあまり動揺してはならない。抗うつ薬礼賛から振り子が一気に逆に触れて、抗うつ薬断罪へ、こういう極端から極端が一番いけない。迷惑被るのは患者さんです。でも、まあ、控えめにいっても、これまで抗うつ薬の効果は、喧伝されすぎでした。製薬資本のプロモーションのバイアスもかかっていたことは疑えないですね。

島●精神科の先生方は二言目には製薬会社のせいにしたがりますね。

井原●それは、申し訳ない。たしかに、精神科医はしっかりしなければいけません。それに、製薬会社って「利益が出ない」と判断したら、少なくともプロモーションからは一斉に撤退するものです。「プラセボと比べて、そんなに効果に差がない。一方で、自殺のリスクもある。薬害被害の市民団体も騒ぎ始めた。もう抗うつ薬はだめだ。撤退しよう」、製薬会社がそんなふうに一気に撤退を決定したら、あとには厖大な患者さんと精神科医だけが残される。患者さんの不満のはけ口は、それまでは製薬会社と折半していたけれど、これからは精神科医が一手に引き受けなければいけない。

島●たいへんですよ。どうなさるつもりなんでしょう。

井原●私はその可能性はあると思っています。そもそも以前も似たようなことがありました。一九九八年のことです。アバン、カラン、セレポート、ドラガノン……。こういう、老年期精神医学で一時代を画した数々の脳循環・代謝改善剤がありました。製薬会社は、美しいパンフレットを何種類も作っては、「効くぞ、効くぞ」と私どもに吹き込んだ。それだけじゃありません。有名医師たちをそそのかして、当時、認知症のことは痴呆と呼ばれていましたが、「痴呆の予防・改善効果」をうたいあげる論文を何本も書かせて、日本中にばら撒きました。喧伝は大成功です。日本中の精神科医たちが一度はこれらを熱心に使ったのですね。でも、その後、これらの薬は再評価の対象となりました。「有用性なし」との結論が出ました。島さんが「ふざけた話」とおっしゃったような結果、つまり、「プラセボと比べて差がない」という結果が出ました。それで、あんなにもたくさんあった脳循環・代謝改善剤が、一瞬にして市場から消えてしまったのです。

島●ひどい話ですね。それでお医者さんたちは、いったいどうしたんですか。

井原●どうしたって、何もしませんよ。「昨日まで出していた薬が出せなくなった。だから出さない」、それだけです。もちろん、患者さんたちから「あの薬、今日からないんですか」と聞かれます。精神科医はみんなしどろもどろで適当に説明したんだと思います。まあ、みずからの目で効果を確認する能力がなかった。だから、「効く」と言われて使った。「効かない」と言われて、使わなくなった。そういうことです。まあ、製薬会社の暗示に翻弄されて、ただ、キツネにつままれたように立ちすくんだということです。

島●なさけないですね。いったいそれでもプロといえるんですか。そもそも、患者さんは薬にお金を払っていたんですよ。でも、それがいきなり「ごめんなさい。薬だとお思いいただいていたあの錠剤、実はカタクリ粉でした」と言われたら、患者さんは激怒しますよ。ちょっと、しっかりしてください。薬はタダじゃないんですよ。

井原●薬はタダじゃありません。それどころか、脳循環・代謝改善薬は、年間一三〇〇億円程度の市場規模だったとすら言われています（「脳代謝剤4種『効果なし』」朝日新聞、一九九八年四月一八日朝刊）。これだけの医療費が効果のない薬剤に費やされていたというのは、明らかにスキャンダルです。そして、こんな事態を招いたのは、まぎれもなく医師たちの責任です。でも、事後のさしたる検証は行われなかったんですね。まあ、精神科医たちは、失われた一三〇〇億円の失敗から、何一つ学ぶところがなかったといえるでしょう。

島●一九九八年といえば、ＳＳＲＩ（Selective serotonin reuptake inhibitor 選択的セロトニン再取り込み阻害剤）が登場する一年前ですね。

井原●そうです。つまり、厚生省が脳循環代謝改善剤四成分の承認を取り消した翌年、ＳＳＲＩが市場に出ました。そして、製薬会社は、いっせいにうつ病啓発を始めました。それにつられて精神科医たちは、今度はいっせいにＳＳＲＩを使い始めました。脳循環代謝改善剤で痛い目にあった経験なんて、一瞬にして忘れてしまったのですね。

薬物療法批判は単なる狂信的な活動ではない

島●精神医学界の人たちはちょっと甘く見ている。今日、新聞も雑誌もかわるがわる向精神薬乱用問題を扱っています。でも、精神科医の先生たちは、精神医学を批判する報道はすべてセンセーショナリズムだと思っている。そして、「薬に対する不安をいたずらにあおっている」と主張して、逆に、マスコミ批判をして返そうとするのです。

井原●そうですね。精神医学批判の一部には、批判のための批判、バッシングのためのバッシング、要するに精神医学を否定し、精神科医を非難して、それで溜飲が下がれば大いに結構ってな感じの、低劣なものだってあります。でも、今日の精神医学批判の動向は、日本だけでなく、世界規模のものです。「医薬の利益相反に厳しい批判を向けている勢力は、しょせんは反精神医学のイデオロジカルな集団だ」、そんなふうに学界のお偉方はまだ思っているようですが、とんでもない。弁護士や医師らで構成される有力なNPOもあれば、元ブリティッシュ・メディカル・ジャーナルのリチャード・スミスや元ニューイングランド・ジャーナル・オブ・メディシンのマーシャ・エンジェル(『ビッグ・ファーマ　製薬会社の真実』の著者)のような著名な医療編集者すらいるんです。「薬物療法批判を単なる狂信的な活動だ」と思っていると、しっぺ返しが来ます。

島●そうですね。そうなると、この精神医学批判、向精神薬批判は、いったいどこへ行くのでしょう。

井原●少なくとも、薬物療法の全否定、精神医学の全否定のような極端な結論にはいかないでしょう。島さん、お忘れになっていただきたくないことがあります。それは、前世期中葉に抗精神病薬が発明されて、統合失調症の患者さんの人生は劇的にかわりました。やはり薬には意味はあったのです。薬とくれば十把一絡げに敵視するようなことでは、やはりまずい。でも、うつ病に対する抗うつ薬については、統合失調症に対する抗精神病薬ほどには、患者さんに貢献していない。だから、薬だけにたよらない治療法を考えていくことは必要でしょうね。

島●その話も伺いたいと思っています。でも、そろそろ時間ですね。

井原●そろそろおしまいにしましょう。さて、今日の取材はつらかったけど、私どもが向き合っていかなければならない問題を突きつけてくださったように思います。ありがとうございました。

島●こちらこそ、お世話になりました。今日は、貴重なお話をうかがうことができてよかったです。ありがとうございます。

第2章
うつ病と「こころの風邪」

本日のお相手は、月刊誌『空へ』の編集者人見理佐さん。一〇日ほど前に秘書室を通じて、取材の希望がはいっていた。「ひと頃はやった『うつはこころの風邪』というキャッチコピーに関して聞きたい」とのご希望であった。

おこしになった方は、ライトグレーストライプのスーツに、ブーツカットパンツがお似合いの、脚の長い女性である。ショートカットの髪、日に焼けた肌に、大きな瞳がきらりと光る、なかなか活発な雰囲気である。

ごあいさつは空中戦

井原●人見さんですね。遠いところ、今日は、ようこそお越しくださいました。

人見●遠くはないです。駅からすぐ近くでしたからね。迷わないでこれましたよ。『空へ』の編集企画担当の人見です。

井原●井原です。よろしくお願いします。

人見●よろしくお願いいたします。

井原●『空へ』って、聞いたことありますね。どんな雑誌ですか？

人見●さくら航空の機内誌です。先生もさくら航空にご搭乗なさったら、お気づきになると思いますが、座席の前に置いてある月刊誌がありますね。あれです。

井原●ああ、あれね。道理で聞いたことがあると思いました。さくら航空さんはよく利用しますよ。マイレージ・カードも持っていますので。

人見●いつもご利用くださいましてまことにありがとうございます。弊社には、広報部門がございまして、そこで本誌も作っております。「さくら航空があなたにお送りする情報の定期便、『空へ』。皆さまの快適な空の旅に、少しでもおともできますことを、心より願っております。」

井原●へえっ、きらめく星座の物語も聞こえてきそうだな。それにしても人見さんはなんと饒舌なことでしょう。じゃあ、さくら航空の社員さんなんだ。もしかして、元客室乗務員さんなの？道理でおきれいだと思った。何だかドキドキするなあ。

人見●いえいえ。私は、客室乗務員ではございません。法学部出身のまことに面白みのない人間でございます。

井原●法律女子かぁ。怖そう。議論したら負けそうだ。

人見●悪かったわね。実は、ちょっと出版社に勤めてまして、そこで写真雑誌を作っていました。その後、弊社からの誘いがあって、それで転職したという経緯ですね。

井原●で、『空へ』さんは、どんな誌面作りを？

人見●基本的には、ファーストクラス、ビジネスクラスをご利用のエグゼクティブの皆様を想定して作っています。社会的なお立場もしっかりした、知的な読者の方にお読みいただく。そのために、センセーショナリズムに陥らず、ポピュリズムに流されず、落ち着いた誌面構成で、できるだけ未来に向けての建設的なビジョンを打ち出せるような、そんなことを考えています。主なトピックは、国際情報、経済、政治など比較的堅いものが多いですね。機内でお配りするだけでなく、書店での販売も行っています。その場合も、都市部の中高年のビジネスパーソンを読者層として狙っています。

井原●エグゼクティブっていったって？　そんな立派な雑誌に私なんぞがコメントしていいんですかねえ？

人見●最近、医療系の記事も多く作るようになりましたが、そのなかでも精神医学の問題に注目しています。

井原●注目していただくことはありがたいことです。でも、私は、あくまで一介の精神科医にすぎません。私の視点は、空から見た鳥の視点ではありません。むしろ、地を這うアリの視点ですよ。それでよろしいですね？

人見●それで結構です。むしろそのほうがいいのです。高所からの評論家的なコメントだったら、ほかにもいくらでも適任の方がいます。でも、診察室のなかで感じる実感を語ってくださる精神科医の方は、とても少ないんです。それに、本誌は、たとえ、地上一万メートルの高度でお読みいただくとしても、誌面自体はあくまで地に足のついた誌面作りを心掛けていますので……。

井原●なるほど、では、ごあいさつの空中戦はこのへんでおわりにして、さっそく本題に入りましょう。今日は、確か、「こころの風邪」についてでしたね。

人見●そのとおりです。よろしくお願いいたします。

世紀末疫病物語

井原●では、今日は、おとぎ話から始めましょう。昔、昔、あるところに……。

人見●えっ、おとぎ話ですか？　なんですか、そりゃあ？

井原●まあ、いいから聞いて。……そうね、昔、昔とはいえないな。でも、ある時代の、ある世紀末のことです。いくつもの島が南北につながって長い列をなしている国がありました。

人見●ありそうね、そんな国。住みたくないな。つまらなそう。

井原●いいえ、いい国ですよ。そこにはたくさんの人が住み、平和で、おだやかな毎日を送っていました。とても豊かな国で、住人たちは、皆、世界中のどこの人よりも長くて、健やかな人生を送っていました。

人見●いいじゃないの。何も事件は起こらなそうね。

井原●そう思うでしょ。それが意外や、意外、起こったんです。事件が起こったんです。突然、怖い、怖い、疫病がはやり始めたんです。

人見●あら。

井原●新種の風邪です。

人見●新型インフルエンザだあ！

井原●いいえ、違います。それは、咳も出なければ、くしゃみもない。喉も腫れないし、頭も痛くない。寒気もしないし、熱もでない。でも、いったんかかると大変なんです。もう、眠れないし、食べられない。起きる気にもなれないし、仕事をする気にもなれない。そもそも、生きていく気すらしなくなるんです。かかったら最後、なかなか治らなくて、もう、人生投げ出したくなって、ついにみずから死を選ぶ人すら出てしまったんです。

人見●そりゃ大変だ！

井原●この風邪は、はやり始めるや、またたくまに平和な国に広がりました。そして、猛威をふるって、たくさんの患者さんを苦しめました。

人見●でも、ただの風邪でしょう？

井原●その通り。最初は、まさにただの風邪のはずだったんです。だから、人々は「三日で治る」とたかをくくっていました。それでお医者さんにかかりました。

人見●あら。

井原●お医者さんは、言いました。「風邪です。薬を飲めば治ります。この薬を飲んでください。ずっと飲み続けてください。自分の判断でやめないでください」、そう言いました。それで薬を飲みました。「三日も薬を飲めば治るだろう」、みんなそう思っていたんです。でも、治りません。何日たっても、それどころか、何週間、何カ月、何年しても治りません。

人見●お医者さん、しっかりしてよ。

井原●患者さんはお医者さんに尋ねました。「本当にこの風邪薬で治るんですか?」。お医者さんは答えました。「薬を飲めば治ります。この薬を飲んでください。ずっと飲み続けてください。自分の判断でやめないでください」、また同じことを言いました。

人見●それで風邪薬ずっと飲んでいるのね。

井原●そうです。それに、風邪薬はふえていきました。やっかいな症状が次から次へと出ました。患者さんは、お医者さんに「何とかしてください」と言いました。そうしたら、そのたびに、風邪薬はふえていきました。それでも治りません。お薬は、ふえる一方。こうして、この疫病は不治の病となり、症状もひどければ、薬も多い。症状が重いのか、風邪薬が多すぎるのか、もう何が、どう悪いのか、わけがわからなくなってしまいました。

人見●そんなところだろうと思ったわ。

井原●世紀末からはやり始めたこの風邪は、年ごとにふえはじめ、あっというまに毎年一〇〇万人以上の人々がかかることになりました。風邪は猛威を振るい続けました。お医者さんは、なすすべもなし。それどころか、お医者さんも一緒になってこの流行に追い風を送りました。待合室は患者さんであふれました。お医者さんは大忙し。毎日、毎日、朝から晩まで風邪の患者さんをみて、もう繁盛して、繁盛して、大変でした。世紀末の疫病、それはこの島国に居座り続け、二度と去ることはなかったのです。…おしまい。

人見●……なるほどね。それが、「こころの風邪」とおっしゃりたいのね。

井原●その通り。

人見●「こころのＳＡＲＳ」ってとこね。まあ、たちが悪いわ。

真犯人は誰だ？

人見●でも、「こころの風邪」は確かに流行病だけれど、誰か人が作ったものでしょう。本当ははやってなんかいなかったのに、誰かが人為的に仕掛けた結果でしょう。一種の陰謀でしょう。

井原●まあ、そう先をお急ぎにならないように。でも「こころの風邪」って、誰かの仕掛けた陰謀にしちゃあ、妙に、気のきいたフレーズだと思いませんか？

人見●思います。よくできたキャッチコピーよね。電通、それとも博報堂？

井原●違います。真犯人は別にいます。調べてみたら衝撃の事実が明らかになりました。

人見●何ですか。誰？

井原●「こころの風邪」がはやり始めたのは、一九九九年。でも、記録をさかのぼれば、一九七五年に最初の感染者が確認されているんです。この年に、ズバリ、『心が風邪をひいた日』っていう記録が残されていたんですね。

人見●私はまだ生まれていませんね。記録ってなんですか？

井原●それは、文書でもなければ、電子媒体でもありません。まあ、今となっちゃあ、その記録の読みとりは、ロゼッタ・ストーンの解読にも匹敵する難事業なんですがね。

人見●いやにもったいぶるわねえ。何？

井原●人見さんのようにお若い方はご存じないでしょうけど、その昔、「記録」という名の音声記憶媒体があったんです。つまり、英語で"record"って呼ばれるものですね。そうですね、みかけは、ピザパイ大の円盤です。そこに細い溝がらせん状に刻み込まれていて、音を溝の変化で記録したものなんです。

人見●私が小学生ぐらいまでは、うちにもありましたよ。父がクラシックのレコードたくさん持っていました。でも、プレーヤーがかなり大げさですよね。昭和レトロな感じがオシャレだけど。

井原●そうです。チクオンキとも言います。果てしなく遠い昔の言い方ですがね。……、で今、手元にあるのは、レコードじゃなくて、同じもののコンパクト・ディスク版なんです。本当は、今日、チクオンキがあれば、『心が風邪をひいた日』の円盤に、針で溝をトレースして、振動板を介して、音波として放射させてってな優雅なことをして、お聞かせしたかったのですが、残念です。で、かわりにこうして、CD版をお聞かせすることとしましょう。では、ミュージック、スタート！

音楽●♪恋人よ…♪（細く、高く、美しい女声）。

人見●あら知っていますよ、この曲。

井原●そうです。恋人に旅立ちを告げる歌です。東に向かう彼、故郷に留まる彼女、華やいだ都会。そう、それは、太田裕美の歌う「木綿のハンカチーフ」なのでした！

人見●この曲、知っているけど、私の生まれる前の曲だわ。でも、おじさんたち大好きですよね。前の会社の上司が、カラオケでかならず歌っていたわ。「俺の青春は、『太田裕美と歩いた青春』だ」なんて言っていたわ。でも、おじさんが、太田裕美だの、キャンディーズだのって言ったって、キモイのなんの。歌わないでほしいわね。いい迷惑よ。でも、話を本筋にもどしましょうよ。

井原●ご心配なく。話はすぐもどります。「木綿のハンカチーフ」は、確かに、いまだにカラオケの定番です。でも、あまりにヒットしたため、この曲がシングルカットされたアルバムのことを皆、忘れてしまっていました。そのアルバムのタイトルこそが、『心が風邪をひいた日』（一九七五）なんです。

人見●じゃあ、例の疫病に最初にかかったのは、太田裕美なんだ!

季節の変わり目の心の風邪

井原●そうかもしれません。このLPレコードには、「青春のしおり」という曲があります。それは、女性の立場から、人生で最初の幻滅を歌った物語なんですね。ヒロインは、モンゴメリーの『赤毛のアン』を愛読する文学少女。初めての恋と別れを、横浜元町の風景を背景に歌っています。歌詞には、ロックバンドのクロスビー・スティルス・ナッシュ&ヤングやウッドストック・フェスティバルなんかが出てきます。団塊の世代の人にとっては、懐かしい時代を感じさせる小道具でしょうね。で、時の流れのうつろいと、人のこころのうつろいとを、美しく対比させて描いています。そして、この曲の一節に、「季節は変わり、人生は移ろい、心は風邪をひいてしまう」という意味の歌詞が記録されていたんですね。

人見●では、DJ先生、ちょっと聴かせていただけますか?

井原●いいですよ。続いてのリクエストは、太田裕美の「青春のしおり」です。

♪机の上の赤毛のアンに
しおりがわりのあなたの手紙
涙にしみた青いインクが

遠い昨日ににじんでいるわ
悩みといえばソバカスなんて
今を思ったら夢のようだわ
キスがちっとも甘くないこと
気付いてからの味気ない日々
ＣＳＮＹ聞き出してから
あなたは人が変わったようね
髪をのばして授業をさぼり
自由に生きてみたいと言った
みんな自分のウッドストック
緑の園を探していたの
夢ひとつずつ消えてゆくたび
大人になった味気ない日々
他の娘連れたあなたの背中
ウインドウ越しに元町で見た
背伸びをしてた自分の影を
舗道の上に見つけて泣いた

若い季節の変わり目だから
誰も心の風邪を引くのね
童話の本を閉じてしまえば
全てまぼろし味気ない日々♪

（「青春のしおり」：アーティスト：太田裕美／アルバム：心が風邪をひいた日／作詞：松本隆／作曲：佐藤健／発売年：一九七五）（JASRAC 出 1614898-601）

人見●いいですね。大人になるってことは、幻滅を繰り返し味わわされるっていうこと。それが、この歌のメッセージですね。夢は壊れる。期待は外れる。何一つ思ったようにはいかない。あとには、ただ味気なさだけが残る。でも、そんな味気なさこそが、「季節の変わり目の心の風邪」っていうことですよね。

井原●そうですね。この歌の登場した昭和五〇年ごろというと、日本という国も高度成長時代から安定成長期へ、「政治の季節」から「シラケた時代」へと移ろいつつあったんですね。西暦でいうと七〇年代半ばです。それは、まさに若者たちが、これでもかとばかりに幻滅を味わわされた時代でした。国全体が風邪をひいたような倦怠感に包まれていたんですね。

人見●なるほど。「青春のしおり」の歌は旋律もけだるいですよね。甘美だけれど、どこかむなしくて、病んだ空気を感じさせますね。

井原●でも、静かに聴かせる作品ですよね。

昭和時代の「こころの風邪」

人見●「青春のしおり」って、松本隆作詞ですよね。「一時代前の大作詞家」というイメージがありますが……。

井原●そうです。今でこそ、作詞家としては、秋元康なんかに押されてますけれど、七〇年代から八〇年代にかけては、松本隆は光り輝いていました。阿久悠とならび称されていたけれど、阿久悠よりはるかに洗練されていた感じでしたね。でも、松本隆だって、太田裕美だって、ビッグネームですよ。何しろ「木綿のハンカチーフ」が収録されていたアルバムです。でも、そのタイトルのことをみんな忘れていたなんて、まさに「灯台下暗し」ですよ。

人見●『こころの風邪』って、誰が言い出したんだ。こんなの間違っている」、そんな批判の声はよく聴きました。犯人は多分、製薬会社の匿名の誰かさんなんだろうけれど。

井原●そうですね。多分、製薬会社の社員が発案したんだろうけれど、その人、多分、「青春のしおり」を聴いていて、歌詞を思い出して作ったんじゃないでしょうか。オリジナルにしては気がききすぎていますよね。まあ、偶然同じってこともあるだろうけど、しかし、「青春のしおり」は、「こころの風邪」キャンペーンより二〇年以上も前のことなんです。だから、ここは太田裕美&松本隆にこそオリジナリティの軍配をあげるべきでしょうね。

人見●井原先生は、「こころの風邪」キャンペーン以前にもう精神科医の仕事をしておられたんでしょ。

井原●そうです。私が精神科医になったのは、ちょうどバブルの真っ盛りでしたけど、あのころだって景気に乗れない、憂うつな人たちがいました。でも、こころが風邪をひいたぐらいでは、誰も病院になんかいきませんでした。精神科医の管轄は、基本的には精神病。風邪じゃありません。精神科は、そもそも自ら進んで行くところなんかじゃなくて、周囲の強い勧めで無理やり連れてこられるところでした。あのころ、今の統合失調症は「精神分裂病」と呼ばれていて、うつ病といえば、それと匹敵する重篤な疾患だと思われていた。つまり、精神病並みの深刻なうつのことを「うつ病」と呼んでいたんです。「こころの風邪」は、「うつ病」とは呼びませんでした。

人見●当時だって、こころが風邪をひく場合はあったはずですよね、太田裕美みたいに。

井原●そうですね。当時は、「風邪」に相当する軽いうつ状態は、「うつ病」ではなく、「ノイローゼ」といわれていました。「ノイローゼ」は、からだの風邪じゃありませんから、内科を受診するわけにもいきません。そうかといって、精神科医のところに行っても、風邪の治療なんかしてくれません。逆に、精神病扱いされても困るわけです。それで、みんな、「行かないほうが安全だ」と思っていたと思います。精神科医は、精神病なら何とか治せるけれど、「こころの風邪」は無理です。こじらせるだけです。だから、「こころの風邪」の患者さんが昭和時代に精神科医にかからなかったことは、賢明な判断だといえますよ。

人見●「青春のしおり」の歌のヒロインが精神科に通って、薬漬けになっていたりなんかしたら、歌が台無しですよね。

「こころの風邪」とうつ病啓発

人見●ともかく、「こころの風邪」の最初の感染者が太田裕美かどうか知りませんが、その後、二〇年以上も疫病としては、目立った動きはなかったわけです。ところが、それが世紀末になって突然の大流行を呈したのは、いったいどうしたことなんでしょうか。不自然ですよ。人為が加わらないとこんなのあり得ないですよ。

井原●そろそろ人見さんの突っ込みがはじまりましたね。製薬会社のプロモーションのことをご指摘なのですね。ただ、日本は海外よりはるかに遅れていましたよ。海外では、一九八八年にアメリカでフルオキセチン(商品名プロザック)が発売されたのに端を発して、選択的セロトニン再取り込阻害剤(SSRI)が爆発的な人気を博することとなりました。でも、この薬剤の日本市場への参入は遅れました。その理由は、どうやら、製薬会社が日本の抗うつ薬の市場規模を小さく見積もっていたからのようです。

人見●でも、日本だって欧米諸国と同じで、高度に産業化の進んだ国ですよ。似たような病理があったっておかしくありませんよね。患者さんの数が海外と大きく変わるとは思えません。ただ、私の印象では、「こころの風邪」キャンペーンの問題は、眠った需要を掘り起こそうとして、結果として、病気とはいえない人まで病気に仕立てあげてしまった点ではないでしょうか。

井原●そうですね。実際に、一九九九年以降、劇的な変化が起こります。この年に、本邦初のSSRI、フルボキサミン（商品名：ルボックス、デプロメール）が承認されます。翌年、精神医学界最大の大型薬剤というべきパロキセチン（商品名：パキシル）も承認されます。このころから、製薬会社は、高額のSSRIの売り込みのために、うつ病啓発を始めました。そして、憂うつな人々を大挙して受診させて、精神科医たちにSSRIを処方させました。その結果、保険病名「うつ病」が乱発されてしまったんですね。

人見●その際に用いられたキャッチコピーが「こころの風邪」ということですよね。

井原●その通りです。

人見●それが欺瞞の始まりでしょう。

井原●ウォール・ストリート・ジャーナルによれば、「こころの風邪」のフレーズは、ある製薬会社とパートナー会社のマーケティング部門が、しかけたとされています。「薬物療法をタブー視する見方を覆すには、うつ病自体を啓発するしかない」、そう考えたんですね。大義名分としては、「日本にはうつ病なのに、そのことに自分では気がつかず、病院を受診せず、その結果、治療を受けられない気の毒な人がいる。抗うつ薬の恩恵を受けることのできない気の毒な人がいる。その人たちのためにうつ病の啓発をしているのだ」、こういうことですよね。

人見●それだけ聞いていると何だか親切そうですよね。でも、要は売り上げを伸ばしたいのでしょう。

井原●効果はてきめんでした。「うつ病・躁うつ病」の総患者数は、一九九六年に四三・三万人、一九九九年に四四・一万人に過ぎなかったのが、七一・一万人（二〇〇二年）、九二・四万人（二〇〇五年）、一〇四・一万人（二〇〇八年）と一九九九年からの九年間で二・四倍に膨れ上がりました（厚生労働省：平成20年患者調査）。抗うつ剤の市場規模（決算ベース）も、一九九八年の一四五億円から二〇〇六年には八七〇億円に増しました（グラクソ・スミスクライン：utsu.jp うつ病と病気の情報サイト）。

映画になった「こころの風邪」

井原●ところで人見さんは、「こころの風邪」がアメリカ映画になったなんてご存じないでしょうね。

人見●それは知りませんでした。

井原●商業映画ではなく、記録映画ですし、私だって観てはいません。ユー・チューブで予告編を少し観ただけです。作ったのは、アメリカの映画監督のマイク・ミルズ、タイトルはズバリ「あなたのこころは風邪ですか?」"Does your soul have a cold?" というものです。

人見●「こころの風邪」ってアメリカでも有名だったんでしょうか?

井原●どうでしょうね。まあ、マイク・ミルズとしては現代の日本の都市生活の一面を撮りたかったのだと思います。まあ、アメリカ人が描く日本というものはいつもそうだけれど、どこか上から目線で、気の毒な日本の若者を憐憫とともに眺めているという風情ですね。

人見●具体的にはどんなことが？

井原●そうですね。首都圏在住の五人の若者に密着取材しています。カメラは、彼らの家にもはいりました。荒れた室内、錠剤の束、狭い台所。そのなかで「こころの風邪」の患者たちがコップに水を注ぎ、次々に医者から処方された「こころの風邪薬」の包装を解いては口に入れ、飲み込むのを繰り返すんです。

人見●重いなあ。

井原●まあ、気が重くなる場面ですよね。若者たちの所作が妙に淡々としているのが、不気味さを醸し出しています。いかにも、「病んだ都市トーキョー」、その都市文化としての抗うつ薬、という感じです。でも、私にいわせりゃ、「アメリカ人さん、日本のことは放っておいて、おたくの国の麻薬患者を何とか描いたらどうなんですか」と言いたくなりますけどね。まあ、麻薬で病みきった国から来た映画監督さんが、精神科の薬で病んだ日本人を見て、少し安堵したかったんでしょうかね。まあ、他人の不幸は蜜の味ですよ。

人見●でも、「都市文化としての抗うつ薬」という考え方自体が、そもそも間違っているのでしょう。抗うつ薬は病気を治すもの、文化を作るものではありませんよ。

井原●ご指摘のとおりです。特に、この映画では、一人一人の若者の薬の種類と錠数がキャプシヨンで淡々と出てきます。その処方は明らかに不適切です。多剤処方そのものなんですね。「日本の精神科医は何をやっているんだ」、そう海外の人に思われても仕方ありません。睡眠薬が多すぎたり、抗うつ薬が何種類もはいっていたり、とんでもない処方なんです。

人見●これは、先生もしばしばおっしゃっていますが、ＳＳＲＩは軽症うつ病にはほとんど効果がないといいますよね。「こころの風邪薬」って、結局効かないっていうことですか？

井原●ご指摘の問題は、二〇〇八年、二〇一〇年に連続して出た大規模なメタ分析論文のことですね。どちらも、ＳＳＲＩは最重症うつ病患者以外には、プラセボとの有意差なしとの結果でした。

人見●とんでもないことですよ。「こころの風邪」の特効薬として、あんなに大騒ぎしたＳＳＲＩが、実質的にそば粉、うどん粉、かたくり粉と変わらないっていうんですからね。

井原●ただ、精神医学側からも数々の反論があります。二〇〇八年論文のカーシュは、その後も活発に発言していますが、彼は臨床心理士ですので、どうしても「臨床心理士対精神科医」の、メンタル系覇権争いのように捉えられることもあります。

人見●でも、一般の市民からすれば、心理士であろうが、精神科医であろうが、どちらだっていいんです。要するに、少しでも私たちの味方になってくれるなら、どっちでもいいんです。内輪もめには興味ないです。

井原●その通りですよね。私は、どちらかといえば、カーシュらの論文も、彼らの言論活動も支持しています。精神科医は、間違いを認めるべき時期に来ていると思っています。世界の精神医学の動向も、そちらの方向へ向かっているように思います。

人見●先生は、うつ病学会のガイドラインについても、コメントを出されていますね（ウェッジ・インフィニティ、二〇一三年八月二九日）。

井原●はい。二〇一二年の本邦のうつ病学会ガイドラインのことですよね。まず、諸外国のガイドラインが、軽症うつ病において薬物療法を第一選択から外してきました。そして、二〇一二年になって、本邦のうつ病学会も、そのあとを追ったんですね。

人見●結局、精神科医の先生方は、この一〇年以上何をなさってきたのでしょうか。「こころの風邪」が猛威をふるって、ほとんど疫病のように大暴れ。そのさなかに、効果がウドン粉と大差ない「こころの風邪薬」のために、膨大な処方箋を書き続けていたということですよね。

井原●精神科医の誰一人、悪意があってそうしたわけではありません。でも、結果を見れば、皆さんからそう批判されても反論できないと思います。

人見●製薬会社の情報戦略に踊らされたということですよね。結局、「こころの風邪」の疫病物語っていうのは、製薬会社がシナリオを書いて、精神科医がその通りに演じた結果でしょう。製薬会社は風邪が風邪薬で治る物語の脚本を書いた。精神科医は、言われた通りに「風邪を診る医者」役を演じ、風邪薬を処方した。そして、見事に失敗した。そういうことですよね。

井原●結果は見ての通りです。私は、人見さんのご批判に反論しません。見事に失敗したっていったって、製薬会社も精神科医も、まさかＳＳＲＩがこんなにも効果に乏しいなんて、夢にも思いませんでした。だから、ここまで批判されるとは予想していませんでした。ＳＳＲＩについても、少なくとも一九九〇年代には日本では海外発のいい評判しか聞きませんでした。日本の指導的な精神医学者たちは、副作用の少ない安全な抗うつ薬を早く日本に導入しなければいけないと思っていたのです。

人見●今さらそんなことを言っても仕方ないでしょう。

井原●ただ、その一方で、普通の精神科医たちは、本当のことをいえば、「こころの風邪」の治療には最初からそんなに乗り気ではありませんでした。治す自信だってなかった。でも、製薬会社に背中を押されて患者たちがやってきて、それに対して、ほかにできることがありませんから、言われた通りに「こころの風邪薬」を出したんです。そしたら、やっぱり失敗した。結局のところ、「こころの風邪」の大流行は、製薬会社にとっては情報戦略の成功例、精神科医にとっては製薬会社に踊らされて大火傷を被った典型例、まあ、そういえるでしょうね。

人見●精神科のヤブな先生方が余計なことをしなければ、「こころの風邪」は、こんなにひどい流行はしなかったんじゃないですか。

うつ病啓発の意義

人見●今や一部のメディアは、「製薬会社と精神科医が結託して、『こころの風邪』の甘言で惑わせて、人々を薬漬けにした」と思っています。製薬会社や精神科の先生方は、こういう意見にどう反論なさるおつもりなんでしょうか。精神科医の側から製薬会社を批判する動きはないのですか。

井原●もちろん、ありますよ。ただし、私は思うけれど、精神科医が第一に批判すべきは、製薬会社の商業主義ではないと思います。まずは、自己批判ですよ。営利企業に疾患啓発を任せてきた自分たちの怠け者ぶりをこそ、批判しなけりゃならないと思いますがね。

人見●でも、「医は仁術」というじゃないですか。製薬会社だって、医療に関わる以上、ある程度の倫理観は持って頂かないと。

井原●それはそうですよね。もちろん、ある倫理的な制約のなかにおいてではありますが、それでも製薬会社はその本性からいって商業主義なものなのです。だって、製薬会社は企業ですよ。会社ですよ。会社っていうのは、定義からいって「営利を目的とする社団」でしょう。

人見●商法ではそういうことになりますね。

井原●さくら航空だって、いいサービスを提供して、お客さん集めなければいけません。稼がなきゃいけない。だって、海外の航空会社だの、格安航空会社だの、ライバルたちがたくさんいますから。他社と過酷な空の戦いをやっているわけですからね。

人見●ただ、弊社の場合、航空安全という絶対的な価値が一方にあって、経営努力をつねに航空安全と両立させる使命があります。いくら稼いでも、「飛行機が落ちては話になりませんから。

井原●よく落ちる「飛行機には乗りたくない。お客が乗らなくなりゃ、さくら航空だって、結局、稼ぎも減りますよね。まあ、ともあれ、航空会社だって、製薬会社だって、会社である以上、ホモ・エコノミクスであって、利益を追求する合理性こそがその本質です。

人見●話を「こころの風邪」にもどしましょう。

井原●「こころの風邪」キャンペーン、つまり、うつ病啓発活動も、目標は、けっして個々の患者さんではありません。あくまでも市場の全体です。目的は自社の利益であって、患者さん個人の利益ではありません。企業としては、ひとりひとりの患者さんの人生なんていったって、さくら航空の飛行機の上から見る東京の風景みたいなものです。ないがしろにするつもりはなくても、そもそも小さすぎて見えないんです。企業にとっては利潤のための一患者さんであって、一患者さんの幸福のために企業活動を行っているわけではない。それは、さくら航空だって同じでしょう。

人見●いいえ。弊社は、つねに、ひとりひとりのお客様にご満足いただけるように、全社をあげて努力させていただいております。

井原●さすがは、広報誌の編集者だけあるな。ご立派、ご立派。でも、市場というのは戦いの場です。誰もがホモ・エコノミクスとして、徹底的に合理的な行動をとる。でないと戦いに敗れるから。この期に及んで、医者たちが製薬会社の商業主義を批判したってしかたない。どうして、戦いの場で、ただ製薬会社にのみ利他的行動を期待できるんですか。ありえない。製薬会社にかぎってはオウン・ゴール？　そんなバカな話はありませんよ。製薬会社というものは、冷徹な合理主義者です。利益のためなら、徹頭徹尾合理的な行動をとります。それが経営戦略というものです。精神科医はナイーブすぎます。製薬企業というものの本質に無知なまま、彼らの善意を信じて、彼らに疾患啓発を行わせていたんですね。

人見●たしかに迂闊といえば、これくらい迂闊なことはありませんね。

井原●本来、啓発活動は製薬会社の仕事ではありません。精神科医の仕事ですよ。疾患啓発を臨床的な知見に基づいて行えばいいんです。それをしないから、製薬会社に市場戦略の一環として行われてしまったんです。製薬会社が疾患啓発を主導すれば、そりゃあ、市場を拡大する方向に向かいます。その結果、薬物療法は軽症例に移行して、本来必要ない患者さんに必要ない薬物療法がおこなわれてしまう。医療資源の浪費、ついには、副作用による薬害すら生じるわけです。原因は、精神科医側の無為無策でしょう。

人見●一方で疾患啓発には、プラスの側面だってあったという人もいますよね。精神科医というものが、一般の人にも身近な存在になったということです。これまでは、精神科がニュースになるといえば、ちょっと理解できない事件が起きたときに、犯罪心理の専門家が出てきてコメントするような場合だけでした。「こころの風邪」のおかげで、精神科はかなり一般的な存在になった気もします。

井原●そうですね。疾患啓発によって、いわゆる「満たされないニーズ」、英語でunmet needというものを満たすことができるのだ、そんな意見もありますよね。そもそも、精神医学は、かつて「精神病学」と呼ばれていた時代もあったぐらいで、もとはといえば「精神病についての医学」

でした。だから、統合失調症、躁うつ病、進行麻痺みたいな、狭義の精神病が中心的なテーマでした。精神科医が精神病の患者さんと話しているのを見て、皆、驚いたわけです。

人見●「すごい。さすがは精神科医の先生だ。精神病の患者さんの言っていることがわかるんだ」みたいな。

井原●皆、精神科医を大げさな驚嘆と無責任な好奇心をもって眺めていたわけですね。精神科医のアイデンティティは、「正気の彼岸に至れる人」だったんです。一般人の理解のおよばぬ精神病の人とすらわかりあえる特殊な人種、それが人々のもつ精神科医のイメージだったし、その分人々にとって精神科医は、精神病者と同じほど遠い存在だったんですね。そのころは、まさか自分がお世話になるなんて、誰も考えていませんでした。

人見●でも、今では、誰でも精神科にかかりますよ。特に都市部では。

井原●そうですね。精神科医は、すっかり身近な存在になりました。それは、たしかに製薬会社の啓発によるところが大きいです。精神科医は、かつては「精神病患者様御用達」であったはずなんですが、その精神科医たちを、製薬会社は「こころの風邪」の患者さんに引き合わせたんですね。以前なら、精神科医たちは、「あなたは病気ではありません。正常です。ご心配なく」と一言告げて、事実上診察をお断りしていました。そんな人々をも、精神科医たちは外来でフォローせざるをえなくなりました。

人見●患者さんにとっては、ありがたい気もしますよ。

井原●そうですね。人々の側にも意識の変化があらわれましたね。以前だったら、こころが風邪をひいたぐらいで病院に行くなんてありえなかった。「精神病あつかいされるかもしれない」って、二の足を踏んでいたと思います。でもそんな人々も、今ではひけ目をもつことなく精神科クリニックのドアをたたくようになりました。人生の舞台を前に不安におののく若者たちもいます。組織原理の不条理さに翻弄される中堅たちもいます。老・病・死といった人間の宿命に粛然と向き合おうとするシニアの方々もおられます。皆さんに共通しているのは、家族に両腕をつかまれて連れてこられるわけじゃないということです。皆、自ら進んでメンタルクリニックを受診します。「ともすれば見失いがちな自身の姿を確認しよう」、そう思って、自主的におこしになるんですね。

人見●私だって、組織原理の不条理さに翻弄されています。もう、本当に自分の姿なんて、とっくに見失っていますよ。

井原●でも、精神病じゃあないですよね。むしろ、普通の悩める現代人。

人見●でも、ときどきキーッて叫びたくなりますよ、ムンクの絵みたいに。

井原●ムンクの場合は、本物の精神病でしたけど、人見さんの場合、普通のヒステリーじゃないかな、ハッハッハ。

人見●ひどいこと言うわね。

井原●いや、失礼、失礼。でも、それは人見さんが健康な証拠だと思う。日々の暮らしは、理不尽なことで満ち溢れている。キーッて叫んでこそ、正常ともいえますよ。どうぞ、どんどん叫んでください。

人見●じゃあ、先生からお墨付きをもらったことだし、明日からもふるって叫ぶことにしますよ。

井原●いいですね。男というものは、ちょっと妙なものでね。人見さんのようなおきれいな人が、普段のその人に似つかわしくなく、ムキになっていたりすると、そういう姿にちょっと魅かれることがあるんです。普段知的で、冷静だけど、ときどきエキサイトする、そんな姿に男は女を感じるものなんです。

人見●でも、ヒステリー起せ、怒れって言われたって、怒れるものじゃないわよ。つい、怒っちゃうもんでしょ。

井原●そりゃ、そうですね。でも、まあ、何事も程度問題ですよ。人見さんの場合、ちょっと怖すぎる気もするな。でも、ともかく、人見さんの場合だって、慌しい時代に特有のストレスフルな状況に置かれて、いたしかたのないこころの不調に苦しんでいるだけですよね。つまり、「悩める健常人」です。こういう、人見さんのようなタイプの人すらも、精神科医に助力を求めてくるようになったんですね。

人見●太田裕美の歌の主人公もそうですよね。季節の変わり目に誰もが風邪をひく。そして、こころの季節の変わり目には、こころも風邪をひく。そう太田裕美は歌ったんだけど、「こころの風邪」は精神病ではないですね。

井原●もちろんです。「青春のしおり」に登場する『赤毛のアン』を愛読する文学少女は、精神病ではありません。「木綿のハンカチーフ」には、東へと向かう列車に乗った恋人を思う女性が出てくるけど、彼女だって精神病ではない。皆、「悩める乙女」、「悩める健常人」ですよね。

「こころの風邪」は「脳の病気」？

人見●では、精神科の先生たちは「悩める健常人」に何をしたんでしょうか？　それこそが問われるでしょう。

井原●「悩める健常人」が外来を訪れたとき、精神科医が行ったことは旧態依然の「精神病の治療」でしかありませんでした。

人見●……と言いますと？

井原●精神科医は、依然として薬を使う以外に能がなかったんですね。「こころの風邪」を診ることを標榜しておきながら、その治療技術は「精神病患者様御用達」の域を一歩も出ていなかったんです。ここには、致命的な欠点があります。精神療法に値することがほとんどできなかったという点ですね。

人見●「こころの風邪」というと、風邪をひいた「こころ」をどうケアしていくかが問われますよね。

井原●そのはずです。でも、実際は、「こころの風邪」キャンペーンの開始とともに、「うつ病は脳の病気です」とことさらに強調する精神科医たちが現れました。

人見●いきなり脳ですか。「こころ」はどこかへ飛んで行きましたね。

井原●医者が「脳の病気」と言うと、それはＳＳＲＩを投与する上でも好都合でしたから、製薬会社もすぐさまこの学説に便乗しました。そして、いつのまにか「こころの風邪」は、「ＳＳＲＩを飲みさえすれば治る脳の病気」となりました。理由のある憂うつも、わけのある悲しみも、十把一絡げに「脳の病気」となったんですね。

人見●実際、どの程度まで「脳の病気」として確立しているんでしょうかね？

井原●確立なんてとんでもない。「こころの風邪は脳の病気」のテーゼは、ＳＳＲＩの機序から推測して打ち建てられた仮説にすぎませんよ。専門的には、モノアミン仮説というんですが、まあ、原因は中枢のノルアドレナリンが不足しているというのですね。

人見●でも、なぜ、精神科の先生たちは、仮説にすぎないものを事実のように語ったんでしょうか。本来、慎重であるべき科学者にしては、「らしからぬ」勇み足ですよね。

井原●この点については、精神科医たちは科学者として合理的にふるまったわけではないですね。むしろ、医療の実務家としての情けなさが見え隠れしていますよ。端的にいって、「脳の病気」とみなさなければ、医者として立つ瀬がなかったんでしょう。

人見●どういうことですか？

井原●だって、できることといえば、薬物療法しかないんです。そうなれば、自らの責任を薬剤調整に限定せざるを得ません。「それ以外のことはできない」と言外に伝えたい。そのためにこそ、精神科医たちは患者に「うつ病は脳の病気。薬で治すもの」と宣言したんですね。

人見●それでうまく治せればいいんですが……。

井原●そううまくはいきません。それに、ここに深刻なコミュニケーション・ギャップが生じます。精神科医は、まことに力強く「うつ病は脳の病気！」と宣言したわけだけれど、しょせんは薬を出すしか取り柄のない人間の負け惜しみです。一見断定調に響くけれど、実際は、劣等感の裏返しにすぎないんですね。でも、患者さんは、そのあたりの医者の微妙な心情を察するわけありません。逆に、「すべては薬で解決してもらえる」と錯覚してしまうんですね。「薬を飲めば治る。この医者についていけば大丈夫」、そう期待してしまいます。

人見●お医者さん、期待に応えられるのかなあ？

井原●無理ですよ。だって、医者も患者も、重大な事実を忘れています。それは、「人生の悩みのすべてを、『こころの風邪薬』が解消してくれるわけがない」ということです。そんなこと、考えてみれば当たり前ですよね。

人見●そのへんは、薬に過大な期待を抱いている患者さんの側にも責任はありますよね。

井原●その通り。精神科医だけの責任ではありません。患者さんにも半分の責任はあるんです。でも、まあ、私は精神科医だから、同業者に対しては厳しくならざるをえません。ともあれ、精神科医の側は、治療者として薬を使う以外に能がないから、不安で仕方がないんです。そうなると、不安を脳仮説にしがみつくことで解消しようとします。治療者としての不安と比例して、脳仮説によせる妄想的確信も強くなるんです。だからこそ、一部の精神医学者たちは、薬だけではどうにもならない今日の状況を見ても、依然として「うつ病は脳の病気」と強弁しているんですね。

人見●でも、一方で、ＳＳＲＩは、実質的にウドン粉と変わらないというデータもありますよね。

井原●そうです。でも、この人たちは、「ＳＳＲＩの効果はウドン粉と大差ない」との論文を示されても、それにもかかわらず、否、むしろ、それ故にこそ、「それでも薬は使うべきだ！」と主張するんですね。

人見●何だか科学ではなく、イデオロギー論争になっていますよね。

井原●そうですね。まあ、「脳の病気」を謳いあげた精神医学者たちは、ソ連崩壊後のマルクス主義者の如き運命をたどっていますよ。共通するのは、両者の奉ずるところが科学の衣をまとった宗教だという点ですね。薬を使う以外手立てのない精神科医たちは、いまだにこう主張していますよ、「それでも薬は効く！」ってね。それで、「患者のため」ってな大義をふりかざして、自身の行動を正当化するんです。もう、誰も彼らを止めることはできません。対話なんて成立しません。宗教家に「神は死んだ」と言っても無駄です。ただ彼らを逆上させるだけなんですね。

人見●どんな世界にだって一部にはかならずファナティックな人たちがいます。でも、そういう人のことはおくとしても、このうつ病啓発はどこでボタンをかけ違えたんでしょうかね？

井原●ポイントは、うつ病の啓発、つまり、疾患啓発（disease awareness）が、どこで「疾患喧伝」（disease mongering）になってしまったのかですよね。まあ、「こころの風邪」をすべて薬物療法の対象とするような無茶をしなければ、これほどの問題にはならなかったと思います。うつ病啓発は、確かに過剰診断につながったかもしれません。でも、真に批判すべきは、過剰診断ではなく、過剰処方でしょう。「うつ病啓発」が、「うつ病喧伝」に堕した理由はまさにそこにあると思いますよ。

人見●そこには過剰に処方薬に頼ろうとする心理があるんですね。

井原●その通りです。薬に頼ろうとする心理。医者の側にも患者の側にも。薬を使う以外に能がない精神科医たちは、「こころの風邪」とくれば十把一絡げにＳＳＲＩの適応とみなしました。なぜかと言えば、患者さんを援助したくてもほかに手立てを持たないからです。でも、その「こころの風邪薬」とやらは、その効果たるや「ウドン粉並み」だったんですね。でも、症状が治らなければ不安にかられた患者さんは、診察のたびに医者に訴えます。それで、薬が効かなければ不安に駆られた精神科医は、訴えのたびに薬剤をふやすんです。こうして、患者も医者も、勝ち目のない薬物療法の泥沼に飲み込まれていったんですね。

「牧畜業者」といわれた精神科医たち

人見●精神医学とか精神科医とかを見ていて、もっとも欺瞞を感じることは、建前と実情のギャップです。「こころのケア」とか「こころの診療」とかいう宣伝文句は、いかにもまごころのこもった温かみのあるものを感じさせる。でも、実際は、やっていることは、単なる薬漬けですよね。

井原●そうですよね。その点は、精神科医たちは、つねに他の科の医者たちからも辛辣な批判を受けています。かつて、武見太郎は、精神科病院の精神科医たちを「牧畜業者」と呼んだことすらありました。精神科医の内部でも、たとえば、土居健郎は、精神療法ができなくて、薬を使う以外とりえがない精神科医のことを「獣医」と呼んだんですね。

人見●ひどい言い方ですね。背筋が凍るような……。

井原●実際には、精神科病院の患者たちは、牛でもなければ、豚でもありません。ひとりの尊敬すべき人間です。「こころの風邪」の患者さんたちも、馬でもなければ、鹿でもない。悩める一個の人間ですよね。

人見●そうですね。武見さんも土居先生も、批判したかったのはあくまでも精神科医ですね。

井原●その通りです。「牧畜業者」と呼ばれ、「獣医」と呼ばれるとき、第一に侮辱されたのは、患者さんではありません。精神科医です。そもそも、すぐれた牧畜業者は、家畜たちの個性を見極めます。同じくすぐれた獣医は、言葉のない動物たちにすらこころを読みとるんですね。一緒にされて憤慨すべきは、精神科医ではなく、牧畜業者と獣医のほうだったのかもしれませんね。

おとぎ話の終焉

人見●「こころの風邪」キャンペーンでうつ病の患者さんはふえました。今や、たくさんの患者さんが精神科に通院するようになっています。精神科の先生たちも、今さら、「私は獣医です。うつは診られません」とはいえないでしょう。

井原●そうですね。「こころの風邪」の流行で、精神科外来の経営は軌道に乗りました。どこのクリニックだって繁盛しています。つねに一定数のリピーター患者を抱えて、新患も増え続けています。院長は経営に頭を悩ますことはなくなりました。

人見●でも、その分、お客様に還元しなければいけませんね。

井原●問題は、何が精神科外来に医療収入をもたらしているのかです。実はこれ、「通院精神療法」名義の診療報酬なんですね。初診時に、三〇分以上かければ、四〇〇点、再診時に五分以上かければ、三三〇点。初診一人、再診三〇人のペースで、月二〇日診療すれば、全体で約三〇万点前後で、「通院精神療法」だけで二一万点となります（以上のデータは、平成二八年度の時点）。つまり、精神科外来の主たる収入源は「精神療法」名義の診療報酬なんです。精神科医は制度上は「精神療法で飯を食うプロ」ということなのですね。手術をしない医者を外科医とは呼ばないように、精神療法をしない医者は精神科医とは呼ばないわけです。

人見●でも、実際には、精神療法への士気は低いわけでしょ。

井原●とても低いです。ただ、患者さんは、診察のたびに簡易明細入りの領収書を受け取っています。そこには、外来での医療費のほとんどが「通院精神療法」で徴収されている事実が記されているわけですよ。

人見●さきほどの医療収入の話は、内部の機密情報ではなく、何人にも公開された自明のことというわけですね。私は、精神科にかかったことがないから知らないけど、かかれば領収書にかならずそう記されていると。

井原●そういうことです。領収書にはかならずそう書かれていますから、すべての患者さんが知っています。その場合、言うまでもありませんが、「精神療法」名義の診療報酬は、何もしないで与えられる「精神科医特権」ではないんです。患者さんは、精神科医に「薬物療法だけ行ってほしい」とは頼んでいないんですね。

人見●「精神療法」名義の診療報酬を請求するなら、それにふさわしい内実をもたせなければならないということですね。

井原●その通りです。

人見●さくら航空があなたにお送りする情報の定期便、『空へ』。当機はただいま着陸態勢に入りました。ドクター井原は、そろそろ結論をお願いいたします。

井原●ただの風邪であったはずの「こころの風邪」は、太田裕美の歌う「青春のしおり」の時代においては、誰も医者にかかりませんでした。ところが、精神科医が関わって、薬を出すやいなや、列島を震撼させる疫病となりました。何がいけなかったのか。精神療法軽視、薬物療法偏重です。精神科医療は、牧畜業ですか。精神科医は獣医ですか。もしそうでないのなら、精神科医を精神科医たらしめている本来の仕事に、少しは力を入れないといけません。それとも、「通院精神療法」の診療報酬を返上するつもりなんですか。外来医療収入の七割を放棄する覚悟はあるんですか。その覚悟があるのなら、これからも薬物療法に専念すればいいでしょう。でも、その場合、「こころの風邪」は、診療の対象外とすべきでしょうね。「ウドン粉」だけで治すのは無理ですから。結局のところ、「こころの風邪」は、「脳の病気」にとどまるものではないんです。おとぎ話は終わりました。診察室の現実から目をそらしてはいけません。そこには、年間百万人を超える「こころの風邪」患者がいます。それも毎年増え続けています。招き寄せたのは精神科医です。今さら、「診られません」とは言えません。精神科医の真価が、今、問われているのです。

人見●今日は、長い時間をとってくださいましてありがとうございました。

井原●やっと着陸できたか。ちょっと疲れたな。情報の定期便、無事にソフトランディングできましたかねえ?

人見●え、まあ、何とか。結構、衝撃は大きかったですが(笑)。今後、録音データを起こして、メールで送らせていただきます。二週間後ぐらいになると思います。校正をよろしくお願いいたします。

井原●承知いたしました。メールをお待ちしております。それでは、これからは私が、人見さんを到着ロビーへとご案内いたしましょう。病院のなかは入り組んでいますからね。

註●人見さんとのやりとりの一部は、いうまでもなくFM番組「ジェット・ストリーム」へのオマージュです。私にとってこの番組のナレーションは、大沢たかおではなく、なんといっても故城達也氏でなければなりません。

ともあれ、こんなオマージュは気づく人にはすぐ気づくのですが、あえて書いておかないと、すぐ「盗作だ、盗作だ」と騒ぐ時代なので、「言わずもがな」のコメントを記しました。

私のようにパロディが文化を作っていた時代に育った人間には、なつかしい数々のパロディがあります。マイケル・ジャクソンが「今夜はBeat it!」や「Bad」を歌って人気絶頂のころには、アル・ヤンコビックというパロディストが出て、「今夜はEat it!（食え）」や「Fat（デブ）」を作って、マイケル自身からも拍手喝さいを浴びました。

私は、深夜放送に初めて登場した無名時代からタモリという芸人をフォローしていますが、彼の本質はパロディストでしょう。最近の傑作は、『世界の車窓から』のパロディの『日本の車窓から』というもので、丸ノ内線や日比谷線が登場します（地下鉄なので車窓からは何も見えない）。彼の数々のパロディのなかでも、寺山修司の物まねなどは、口調や声だけでなく、論理展開まで似ていて、寺山本人を超えるオマージュとなっています。

タモリにまねされた寺山も、「ふるさとの訛りなくせし友といてモカ珈琲はかくまで苦し」という歌があって、もちろん石川啄木の「ふるさとの訛り懐かし停車場の人ごみの中にそを聞きに行く」のパロディでしょう。「訛り懐かし」に、語感が同じで意味が真逆の「訛りなくせし」をぶつけてくるあたりの皮肉は素晴らしいものがあります。啄木のセンチメンタリズムを期待して旧友と会ったら、すっかり変わっていた幻滅を珈琲の味に託していて、寺山の不機嫌はかえってオシャレな感じです。そういえば、日本の和歌には、有名な歌を部分的に使って新たに作品を作る本歌取というものがありました。

ポール・マッカートニーは「ビートルズは町一番の盗作バンド」と自嘲気味に語ったといわれるし、名曲「イエスタディ」は夢のなかで浮かんできたメロディで、「盗作だ」と言われやしないかと心配になって、みんなに聴かせて回って、やっと自分のオリジナルであることを確認したという有名なエピソードがあります。

大瀧詠一は自作の曲に有名曲のフレーズを紛れ込ませることを意図的に行っていました。山下達郎は『クリスマス・イブ』のなかにパッヘルベルの『カノン』を挿入させているし、ビリー・ジョエルは『ディス・ナイト』のなかにベートーベンの『悲愴第2楽章』を挿入させています。ベートーベンの『エリーゼのために』は、『情熱の花』と題して、日本語の歌詞をつけてピーナッツが歌っているし、『キッスは目にして!』と題して阿木燿子が歌詞をつけたものをザ・ヴィーナスが歌っています。『リパブリック讃歌』に至っては、「オタマジャクシはカエルの子」「ゴンべさんの赤ちゃんが風邪ひいた」「新宿西口駅前の……」など、皆、替え歌のやりたい放題で、もはや原曲がアメリカの軍歌だったことを知らない人のほうが多いでしょう。

絵画においては、印象派の画家たちが日本の浮世絵や琳派に影響を受けたことはよく知られています。クロード・モネには『ラ・ジャポネーズ』、ゴッホには『花魁』という作品すらあり、これらももちろん「盗作」と呼ぶべきものではなく、日本文化へのオマージュでしょう。

というわけで、知的創造は敬意を込めた模倣から生まれます。二〇一五年に発生した東京五輪エンブレム問題に関して、デザイナー側にオリジナルへのリスペクトがなかったから「盗作」とみなされても仕方ありません。しかし、一方でパクリ批判も行き過ぎると不毛の極致です。人間の存在自体、父親、母親の遺伝情報のコピーであるから、「人間万事塞翁がパクリ」ともいえるわけです。

以上は、本書の主題とは関係ない蛇足です。

第3章 生活不活発病としてのうつ病

本日は、メディカル・テレグラフ誌の編集長中田和秀氏の取材を受けることとなった。メディカル・テレグラフ誌は、医療従事者向けの月刊誌で、海外の医療ニュースや、学会情報、医療関連の時事問題などを扱っている。中田氏は、医師ではないが、公衆衛生学の研究に従事していた時代もあり、その後医療ジャーナリズムに転じた後も、引き続き公衆衛生学関係の著述を続け、すでに著作を何冊もお持ちの学者である。

お見えになったのは、長身白皙のいかにも知的な中年男性であった。

医療ジャーナリズムの世界

井原●今日はようこそお越しくださいました。まさか中田先生の取材を受けることになるとは思ってもおりませんでした。大変名誉なことだと受け止めております。先生は学者ですが、私は一介の臨床医にすぎません。何が語れるのか自信がないものがあります。

中田●「先生」はやめてください。学者はもう何年も前に廃業しています。今はジャーナリストであり、編集者です。精神医学のことはよくわかっていません。

井原●では、私も同世代人ですし、ここは、お互い「先生」と呼び合うのも変ですし、「さん」づけでフランクに話しましょう。ただし、ある程度専門知識をもったプロ同士。議論のレベルは下げないでいきましょう。

中田●よろしくお願いします。

井原●そもそも公衆衛生学者から編集者とは、思い切った転身ですね。今日は、私がインタビューを受けるはずですが、その前に私からも伺いたいです。

中田●まあ、私はもともと雑誌記者になりたかったんです。父が新聞記者でしたから。高校時代、父に「記者はどうだろう?」と尋ねました。そしたら、強く「やめとけ!」と言われました。父が言いたかったことは、「何かの専門家になれ。そうでないと結局のところ、記者としても成功しない」ということだったんですね。それで大学で公共政策を勉強して、その後、縁があって公衆衛生の勉強をする機会をもった。そのあたりから、医療ジャーナリズムに接近していったんですね。

井原●メディカル・テレグラフ誌の編集長に就任なさって以降は、ずいぶん大胆な誌面の刷新をなさいましたよね。

中田●そうですね。読者の対象を、勤務医を中心とした都市部の医師におきました。そして、臨床医学だけでなく、社会医学系から保健・福祉まで、幅広い領域から筆のたつ気鋭の学者を探し出してきて、連載記事を書いてもらいました。製薬会社からは、引き続き広告収入を確保しつつも、いかにも「御用学者による提灯記事」とか、いかにも「出来レースの提灯座談会」みたいな、ワンパターンの印象をもたれることのないように、製薬会社に書き方を工夫していただきました。重大な医療関係事故については、私が自分で関係者に直接取材を行うようにしました。それから、忙しいお医者さんにとって最大の楽しみは学会旅行でしょうから、旅を中心に、グルメや、文学・歴史のページも定期的に組んでいます。

井原●おもしろいですよ。知的で、洗練されて、品がよくて、実に独創的なジャーナルになりましたね。医師たちの間でも、メディカル・テレグラフの変貌ぶりはちょっとした事件となったわけです。

中田●ありがとうございます。

自殺者が三万人を切った理由

中田●さて、今日は、高齢者の健康習慣についてです。その前に、井原さんもご存じのように平成二四年に国内の年間自殺者数が三万人を下回りました。この問題を少し取り上げてみたいのです。自殺者数の減少の原因をめぐっては、一般紙はすぐ自殺対策のＮＰＯ法人や医療関係者を含む官民あげての予防策が功を奏したといった論陣をはりましたね。

井原●そうでしたね。

中田●まあ、一般紙の場合は、読者は一般の読者。そのなかには自殺対策のための活動を行っている人たちも含まれてきますし、ご遺族もいれば、関係者もいます。だから、そういった方々向けのメッセージを発しなければいけないという社会的な使命があって、ある程度仕方ないと思います。もちろん、関係者の皆さんの努力はたたえられてしかるべきですが、人口動態学的な分析も必要ですよね。

井原●その通りです。なぜ自殺が減ったのか。中田さんは正解をすでにご存じですね。

中田●正解といっても、知っているのは私だけではありません。専門家は、異口同音に、平成二四年ないし二五年には自殺者数が減り、三万人をわるであろうと予測していましたからね。

井原●なるほど。で、正解は？

中田●「団塊の世代が自殺好発年齢を過ぎたから」です。逆にいえば、この自殺者三万人時代というのは、団塊の世代が押し上げていたせいですよね。

「傘がない」と団塊の自殺

井原●その通りです。団塊の世代は、人数が多いですから何をしても目立つんです。思えば、四〇年以上前になりますが、若者の自殺がふえたように見えたことがあります。一九七二年に井上陽水が「傘がない」という歌を歌いました。彼は、一九四八年生まれの、まさに団塊の世代。当時はまだ二四歳の若者でした。その彼が、同世代の若者を代弁するように「都会では若者の自殺がふえている」と歌ったんですね。

中田●果てしなく遠い昔ですね。私や井原さんはまだ小学生ですよ。

井原●札幌オリンピックの年ですね。日本のジャンプ陣が金銀銅を独占しましたね。

中田●「さあ、笠谷、金メダルへのジャンプ、……跳んだ、決まった、見事なジャンプ!」。

井原●私も鮮明に記憶しています。いい時代でしたよね。「町ができる。美しい町が」ってトワエモアも歌って、何だか今から思えば希望にあふれた時代だったように思います。

中田●でも、陽水は自殺を歌っていたんですね。

井原●そうです。彼のフレーズは、あの時代についてじつに多くを語っています。あの頃、団塊の世代が一気に若者世代を迎えました。その上、都会は、六〇年代に「一五の春」に集団就職で上京した人たちがたくさんいて、これまた大量に若者世代に突入しました。こうして、都会は史上例をみないほどの若者人口の急増を呈したのですね。

中田●つまり、「都会では若者がふえている。その結果、自殺する若者もふえている」、ということだったのですね。でも、陽水は、歯科医のボンボン息子ですからね。本当に地方から出てきた若者たちの思いを代弁していたのかなあ?

井原●まあ、傘がないことの方がよほど個人的には大きな問題だったということでしょうね。ともあれ、陽水の歌がその後の日本の自殺者数の推移を暗示していますね。

中田●私も陽水の「傘がない」までは思いつきませんでした。しかし、若者がふえれば若者の自殺がふえる。中年がふえれば、中年の自殺がふえる。

井原●そうですすね。一九七二年に陽水が都会の若者の自殺を歌ったということ、一九九七年に自殺者の総数は三万人を超えたということ、二〇一二年に自殺総数が一五年ぶりに三万人をわったということ、これらは、じつは、人口動態学的には一つの原因で説明がつくことになります。

自殺好発年齢は四〇、五〇代

中田●なるほど。その前に、自殺研究における常識を確認しておく必要があります。第一に、自殺には世代ごとに差があり、四〇、五〇代が好発年齢であるということですね。

井原●そうです。そして、日本の人口ピラミッドでは一九四七年から四九年までの三年間の出生数が際立って多いということ、これできれいに説明がつくわけです。日本の人口動態では、一九四七年から四九年までに生まれた「団塊の世代」は、出生数約八〇六万人です。その後の三年間より二四・三％も多く、近年の三三〇万人前後と比較すると約二・五倍に相当するんです（厚生労働省『人口動態統計』）。

中田●陽水が「傘がない」を歌った当時は、団塊の世代は二三から二五歳。

井原●二〇代は本来自殺好発年齢ではありません。でも、その世代の一般人口がふえれば、当然、自殺数もふえますよね。それが結果として、「若者はそんなに自殺しないはずだけど、最近、よく自殺のニュースを聞くなあ」という印象につながった。そのあたりを陽水の歌はよくとらえていたわけですね。

中田●そして、一九九七年には「団塊の世代」は、四八から五〇歳となり、自殺好発年齢に達しました。以来、この世代が全体をおしあげ、自殺者三万人時代が続きました。そして、二〇一二年「団塊の世代」は六三から六五歳となり、自殺ハイリスク世代を通過しました。

井原●その結果、ハイリスク人口の減少に伴い、自殺者数も減った。それなのにメディアは、人口動態など全然考慮せずに、ただ、予防策の成功を祝したというわけですよね。

中田●一般紙は甘いですよ。でも人口動態学的に明快な説明なんてやったって、読者は喜ばない。特に、自殺対策の活動をしている人からすれば、科学的な説明は自分たちの努力を軽視するものとして不快感をもって捉えると思います。

井原●メディアはそこまで遠慮することはないんじゃないかなあ。

中田●ただ、一般紙としては、難しいことをおっしゃる専門家より、わかりやすく、おもしろく語ってくれるタレント学者さんにしゃべらせたがる。一般読者の言ってほしそうなことをその通り言うから。

井原●そうですよね。タレント学者の弊害ですよね。ともあれ、冨高辰一郎氏の試算（『うつ病の常識はほんとうか』）では、年齢階層を揃えて死亡率を再計算した年齢調整死亡率では、日本はこの四〇年間ほとんど変化していないようです。年齢を調整しない粗死亡率、まして人口すら考慮に入れていない自殺総数については、そんなものの上下動なんか一喜一憂するには及ばないんですよ。

高齢化しすぎると自殺は減る

中田●そうですね。結局、「自殺者三万人をわる」のニュースは、自殺対策の成功を喜ぶべき理由にはなりません。むしろ、来たるべき超高齢化社会の前兆として受け止めなければなりません。つまり、「自殺総数が減り始めるほどに、そんなにも高齢化が進んでしまった」、そう考えなければなりません。

井原●そうです。高齢化の行き着く先は、自殺総数の減少。自殺ハイリスク世代とは、すなわち、働き盛りの世代。その世代がもういなくなりつつあるからこそ、自殺者が減るんです。たとえば、かつて、全国に先駆けて高齢化が進んだ秋田と青森では、全国に先駆けて自殺数も減り始めました。働き盛りの中堅がどんどん減って、結果として、自殺者も減っていった。両県とも二〇〇三年がピーク。その後は一貫して減り続けています。これとまったく同じトレンドが少し遅れて、ついに国レベルでも起こり始めたということですね。これからは、国を挙げて高齢化が進む。国全体が秋田、青森を追いかけることになりますね。

中田●そういうことです。日本はすでに二〇〇五年に人口減少社会にはいりました。一方で高齢者は二〇四〇年までふえ続け、七五歳以上の長寿者は、今世紀半ばまでふえ続けます。

井原●私や中田さんにとって、死ぬまでずっと超高齢化社会。

中田●われわれの子どもの世代だってそうでしょうね。そんなわけで、「国家百年の計」とまではいわないにしても、五〇年の計ぐらいの感じで、医療・保健システム全般の改変が必要です。超高齢化社会に対応したモードに改変していかなければなりません。健康に関わるすべての者にとって、その真価が問われる時代がやってきたといえるでしょう。

お年寄の四人に一人が認知症？

中田●というわけで、精神科医療も超高齢化社会に対応したモードが求められるようになりました。私自身は、公衆衛生畑から来ましたので、高齢者という集団を単位として思考することは慣れているつもりですが、いかんせん個別のお年寄の姿が見えない。

井原●逆に、私などは日々の診療に追われていて、診察室が世界の全体だと勘違いしてしまいます。

中田●むしろ、今日は、診察室での印象をこそ語っていただきたいのです。ところで、二〇一三年の六月に筑波大学の朝田隆教授（当時）を筆頭とする厚生労働省の研究班が、二〇一二年時点での認知症の高齢者は全国で四六二万人いると発表しました。軽度認知障害も含めれば、六五歳以上のお年寄の四人に一人が認知症かその予備軍だという計算になります。

井原●途方もない数字ですよね。団塊の世代がまだ六五歳になりきらないうちに、すでにこの数値ですよ。

中田●そうです。もうこうなると、認知症は疾患というよりも、老いという一つの生理的な現象の一類型と見なすべきではないでしょうか。少なくとも、こんな巨大な人数を疾患と見なして、医者がひとりひとり治療していくなんてとても無理です。医療というわくでカバーできるものではありません。そんなことしたら、病院はパンクするし、医者だって過労死します。

井原●そうですね。

中田●そうなると、病院医療から地域ケアへ、治療から予防ないし悪化防止へ、治す医療から支える医療へ、さらには医療から福祉へ、治療から介護へ、といった大きな転換は必至だと思います。

井原●当然です。とても医療だけでは抱えきれません。病院丸抱えとか、医療におんぶにだっこという発想ではだめですね。ある意味で、病院離れ、医者離れが必要なときかもしれませんね。

ヘルス・リテラシーの要請

中田●高齢者が認知症にならないのが一番いい。そのためには一次予防が必要です。そうなると生活習慣の見直しが必要です。さらには、認知症になっても、介護度の高い寝たきりにならないのが一番いい。そのためには、やはり、生活習慣を整える必要がある。そして、何より日本人全体の健康意識を高めて、障害や病気を生まないこと、さらには重症化させないこと、そのための努力をしなければなりません。これまで以上にヘルス・リテラシーというものが求められる時代に入ったと思います。

井原●ヘルス・リテラシーというと、メディア・リテラシーの健康情報版と考えていいですね。

中田●その通りです。

井原●メディア・リテラシーとは、情報メディアを批判的に読み解き、自分自身のために活用すること。となると、ヘルス・リテラシーといえば、健康についての知識を得て、それを自分のために役立てること、といったところでしょうか。

中田●その通りです。ヘルス・リテラシーとはあくまで健康についてのリテラシーです。医療リテラシーとイコールではないし、ましていわんや病気リテラシーではありません。

井原●その認識は大切ですね。これまでどちらかといえば、医療ジャーナリズムがヘルス・リテラシーを語るときは、ほとんど疾患の紹介でしたから。

中田●そう言われると、きついですね。井原さんがうつ病の疾患啓発を疾患喧伝だと言いだしたときに、医療ジャーナリズムの側は返す言葉がなかったんです。

井原●私、以前、医療ジャーナリストたちを前に疾患喧伝の話をしたことがありました。そのとき、私は精神医学の内部批判として、疾患喧伝批判をしたつもりでした。そして、口うるさいジャーナリストたちから、激しいレスポンスが返ってくることを期待していました。ところが、いささか意外なことに、皆さん、シーンと静まり返ってしまったんです。まるで叱られた生徒みたいにね。

中田●なるほど。

井原●私はメディア批判をしたつもりではなく、あくまでも、精神医学の内部批判をしたつもりでした。ところが、ジャーナリストたちは、驚くべきことにそれをメディア批判として受け止めたんですね。

中田●実際にその通りです。疾患喧伝批判をされて、一番困るのは医療ジャーナリズムの側なんです。医療ジャーナリストたちは、自分たちが疾患喧伝に加担していることには気づいています。どこのジャーナリズムだって、製薬会社からの広告収入がないとやっていけません。新薬の話題だって、薬剤についての座談会だって、私どもジャーナリストたちは、それが御用学者による提灯論文、提灯座談会だってことはわかっています。でもそれを拒否していては、ジャーナリズムはたちゆかないんです。

井原●まあ、それは私どもの業界だって同じですよ。

中田●でも、医療ジャーナリズムは、ジャーナリズムである限り、権力の監視がその本務のはずです。今日、医療における権力といえば、何といっても製薬資本です。製薬資本の言うとおりに疾患リテラシー、病気リテラシーだけをやっていては、ジャーナリズムは権力の走狗と化します。建前としては「不偏不党」だの、「公正中立」だのを声高に叫んでいるくせに、実際にやっていることはどうですか。単なる体制の御用メディアになり下がっているじゃないですか。このことは、私ども医療ジャーナリストからすれば、まことに心苦しいことなのです。だから、疾患喧伝批判をされたら、一瞬にしてシュンとなってしまう。それは無理もないことです。ともかく、ジャーナリズムが御用メディアになっては、本当の意味で患者さんのためにも、市民のためにもならないと思うのです。

井原●そうでしょうね。

中田●そんなわけで、病気リテラシーでない、健康リテラシーが必要です。そうなるというと、大げさになりますが、人間観、死生観の問題に関わってきます。症状ではなく、人間を見る、病気を治すのではなく、生活を支える、老病死という自然の過程に対していたずらに抗うのではなく、むしろ、それを宿命として受け止めて、いかにその過程を人間らしく過ごさせるか、そういった死生観自体の抜本的な変更が必要になってきます。

井原●なるほど。でも、それって、医療・介護関係者だけでなく、すべての日本人の共通認識になっていかないといけないでしょうね。ともかく、今後、日本人全体で高齢者を支えるという発想をする以外に、この国はたちゆかないんです。専門家だけが、ましていわんや医者だけがこの問題にかかわるのではなく、日本人全体がかかわらないといけません。専門家は、自分で実際に手を下して医療や介護にかかわるだけでなく、一般の人たちに医療・介護の方法を伝えていかなければなりません。

中田●それこそ、まさにヘルス・リテラシーが求められるゆえんだと考えています。

高齢者の生活習慣病としてのうつ

中田●そこで井原さんの『生活習慣病としてのうつ病』という本に言及したいと思います。これは、来るべき超高齢化社会にとってこそふさわしい本であるように思えます。一見すると、この本は働き盛りの睡眠不足によるうつに対して、十分眠ることの効用を説いた本のようにみえます。実際、今、インターネット上で評価されているのはもっぱらこの点ですね。でも、私の観点からすれば、同時に、高齢者の不活発な生活によるうつに対して、十分動くことの効用をも説いているように思います。そして、十分動くこと、歩くことの効用という点では、うつ病であれ、認知症であれ、高齢者にとってとても大切なことだと思います。高齢者が衰えるのは宿命です。でも、その衰えをいかに少なく、遅く、できるかぎり現状のレベルを維持するか、そのためには自分の力で立って歩く、自分の手で箸を持って食べるという日常生活機能の維持が必須でしょう。

井原●よくお気づきいただいた。

中田●でも、私はどうしても大雑把に風呂敷を広げるような話し方しかできないので、井原さんに視点をぐっと下げて、具体的な症例に基づいて語っていただけますでしょうか。

井原●わかりました。

退職後、うつ状態を呈した七二歳男性

井原●では、学会の症例報告風にいきますね。退職後、不眠、食欲低下、倦怠感を呈した七二歳の男性例です。既往歴としては、五〇歳ごろ高血糖を指摘されたことはありますが、現在まで通院・服薬はしていません。五三歳時に胃がんにて胃を切除しています。

中田●なるほど。どうぞお続け下さい。

井原●現病歴としては、二ヵ月前から不眠、食欲低下、倦怠感出現。消化器内科にて諸検査実施し異常を認めず、「ストレスが原因ではないか」とのことで、精神科へ診察依頼がありました。

中田●内科から紹介されてきたということですね。

井原●そうです。院内の消化器内科の医師が最初に診て、内科的には大きな問題がないから当科

へということですね。

中田●なるほど。それで診察した結果は……。

井原●ご本人は、口調も重く、動作ものろく、まったく覇気というものが感じられません。診察も大変で、ご本人からお話を伺おうにも、ひとこと「眠れない」というだけで、あとは何もしゃべって下さらないのです。

しゃべらないということが所見になる

中田●困りますね。そういうとき先生方はどうなさるのですか。精神科では、客観的な検査データがあるわけではないから、ご本人がしゃべってくださらないともうお手上げでしょう。

井原●そうでもないです。しゃべらないということ自体が所見ともなりえます。しゃべらないのにもいろいろあります。何か理由があって意図的にしゃべらないのか、元気がなくてしゃべらないのか、それとも話を言葉で展開していく能力が低いのか。いろんな場合があります。

中田●この方の場合は……。

井原●理由があってしゃべらないとか、隠し事をしているとか、そんな意図を感じさせる状態ではありませんでした。だから、元気がないのか、言葉の展開力がないのかのどちらかでしょうね。

中田●わかるんですか？

井原●わかりますよ。いろいろな質問をします。特に初回の診察ですから、あたりさわりのない質問、睡眠とか食欲とか疲れやすさとか、別に答えたって本人のプライバシーにかかわるような微妙な問題ではないことばかり。でも、こういう無難な質問にだって答えようとしない。何か隠し事がある人ならば、ある質問には即答するが、ある質問には答えをはぐらかすみたいな、返答の仕方に選択性があります。この七二歳の男性の場合、そういった質問の内容による違いがない。どんな質問であれ返答が遅い。しかも、ひとこと言うだけで、その後、自分の言葉をパラフレーズしてさらに言葉を補うというところがない。これは意図的にしゃべろうとしないのではなく、そもそもしゃべることができなくなっているのですね。

中田●なるほど。取材の場合、いかにして本人のコメントをもらうか、少し汚い言葉でいえば、言質をとるかがポイントになる。でも、診察の場合は語らないということのなかに多くの情報が含まれているのですね。

井原●そのとおりです。精神科の診察は取材ではありませんから、本人が語る内容だけがすべてではありません。その点は、精神分析のフロイトなどは特に顕著です。『精神分析入門』にも出てきますが、彼は、錯誤行為、つまり、言い間違い、言い淀みなどに大いに注目していました。私どもは、フロイトほどには言っている内容には注目しませんが、むしろ、言葉の音楽的な成分、つまり、抑揚とか強弱とか、返答のタイミングとかいったところにはつねに注意を払っています。

中田●そうですか。何だか目の付けどころが違いますね。

❶いじめ ●《子供の不幸》という時代　河合洋◉編
心象風景をとおして、〈いじめ〉の心的構造を分析する子ども白書。　176P／本体1800円

❹痴呆性高齢者のこころと暮らし　浅野弘毅◉編
高齢者のデスメーキングの悩みに真摯に向き合った一冊。　◆2刷／204P／本体1900円

❻メンタルヘルスはどこへ行くのか　岡崎伸郎◉編
精神医療の新たな可能性に挑むメンタルヘルス論の新展開。　◆2刷／256P／本体2000円

❼ひきこもり　高木俊介◉編
子供たちの「ひきこもり」をまっとうさせるための方法を問う。　◆4刷／224P／本体2000円

❽臨床心理の問題群　岡村達也◉編
臨床心理ブームの背景にある問題を明らかにする恰好の入門書。◆3刷／224P／本体2000円

❾学校の崩壊 ●学校という〈異空間〉の病理　高岡健◉編
〈個〉を擁護し、新しいオルタナティブな教育理念を作り出す。　◆2刷／176P／本体1800円

⓫人格障害のカルテ[理論編]　高岡健＋岡村達也◉編
精神病質＝人格障害概念の脱構築をめざした理論的考察編。◆2刷／208P／本体2000円

⓬メディアと精神科医　阿保順子＋高岡健◉編
●見識ある発言と冷静な受容のために　184P／本体1800円
精神医療従事者の発信する情報と受容の回路がいかに成立するか、その可能性を探る。

⓭統合失調症の快復 ●「癒しの場」から　浅野弘毅◉著
統合失調症の治療とリハビリに心を砕いた医師の記録。　◆2刷／200P／本体2000円

⓮自閉症スペクトラム　高岡健＋岡村達也◉編
●浅草事件の検証 –自閉症と裁判–　◆2刷／192P／本体2000円
「浅草事件」の裁判を検証し、自閉症スペクトラムの実相に迫る迫真のレポート。

⓯「障害者自立支援法」時代を生き抜くために
岡崎伸郎＋岩尾俊一郎◉編
資料として「障害者自立支援法要綱」を併録。関係者必読の文献。◆3刷／176P／本体1900円

⓰動き出した「医療観察法」を検証する
岡崎伸郎＋高木俊介◉編　240P／本体2000円
監視と予防拘禁の保安処分で対処する、医療観察法の施行後を検証する。

⑱人格障害のカルテ［実践編］　阿保順子+犬飼直子◉編
医療現場で治療者の側からみた人格障害の諸問題を明らかにする。　176P／本体1800円

⑲犯罪と司法精神医学　中島直◉著
実際例から触法精神障害者の医療と司法のあり方を検証する。　◆2刷／192P／本体2000円

⑳ゆらぐ記憶 ●認知症を理解する　浅野弘毅◉著
臨床観察による診断を踏まえて、医療と介護のあり方を解明する。　192P／本体2000円

㉑発達障害という記号　松本雅彦+高岡健◉編
流布されつつある発達障害概念の再検討を試みる。　◆3刷／168P／本体1800円

㉒精神保健・医療・福祉の根本問題　岡崎伸郎◉編
複雑に絡み合う問題の所在を、総合的・実証的に検証する。　176P／本体1800円

㉓うつ病論 ●双極Ⅱ型障害とその周辺　高岡健+浅野弘毅◉編
双極Ⅱ型障害へと進化するうつ病を多面的に検証する。　192P／本体1800円

㉔自殺と向き合う　浅野弘毅+岡崎伸郎◉編
メンタルヘルスの普及・啓発による自殺予防の方法を多面的に検証する。192P／本体1800円

㉕街角のセーフティネット ●精神障害者の生活支援と精神科クリニック
高木俊介＋岩尾俊一郎◉編　192P／本体1800円
在宅ケアと生活支援の新たな拠点としての精神科クリニックの可能性を考察する。

㉖高齢者の妄想 ●老いの孤独の一側面　浅野弘毅+阿保順子◉編
高齢者の心的世界を精神医学的考察と臨床によって解読する。　144P／本体1600円

㉗死の臨床 ●高齢精神障害者の生と死　松本雅彦+浅野弘毅◉編
日々、生の終焉に立会う医療者の苦悩と逡巡を臨床現場から語りかける。176P／本体1800円

㉘精神保健・医療・福祉の根本問題2
岡崎伸郎◉編　168P／本体1800円
現状の法・制度・施策の内実を検証し、この国の社会保障制度のグランドデザインを描く。

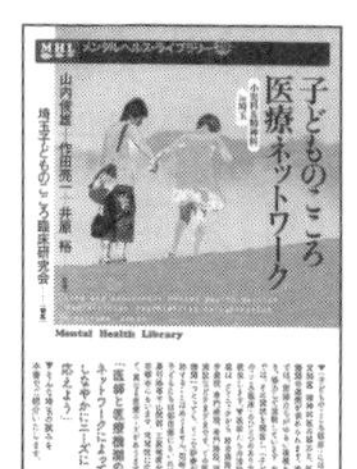

山内俊雄＋ 作田亮一＋ 井原 裕◉監修
埼玉子どものこころ臨床研究会◉編

子どものこころ医療ネットワーク

●小児科＆精神科 in 埼玉　　メンタルヘルス・ライブラリー㉙

医師と医療機関による柔軟なネットワークによって、多様な医療ニーズに応えよう――医療崩壊が焦眉の課題として問題視されているなかで「子どものこころ臨床」の一つのありかたを指し示す、埼玉での試みを紹介します。

204P／本体1800円

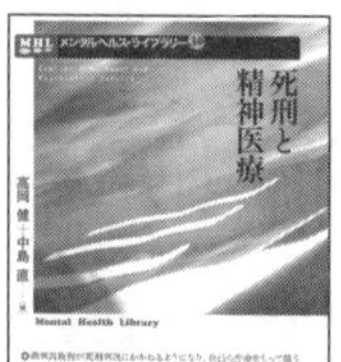

高岡 健＋中島 直◉編　　メンタルヘルス・ライブラリー㉚

死刑と精神医療

拘禁反応によって死刑が執行できない死刑囚を精神科医が治療するということは、精神的、身体的に健康状態にしてから執行するという、人の命を救うための医療が死刑のための医療となってしまうことになる。世界精神医学会（WPA）が「マドリード宣言」で死刑廃止の方向を打ち出したなか、死刑制度と精神科医療をめぐるさまざまな領域に焦点を当てた書き下ろし総特集。

240P／本体2000円

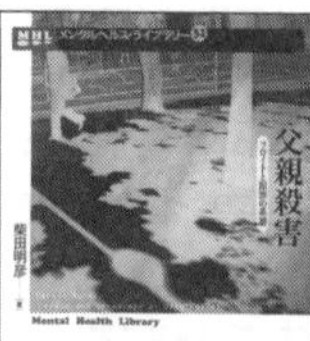

柴田明彦◉著　　メンタルヘルス・ライブラリー㉛

父親殺害 ●フロイトと原罪の系譜

フロイトのエディプス・コンプレックス論を基に、人類史の初源における唯一、全能の神の殺害と復活が織りなす壮大なドラマツルギーをとおして、ヨーロッパ近代における資本主義の勃興に始まる精神病（統合失調症）の発症－精神医学の誕生という基層文化の劇的転換過程の実相を跡付け、錯綜し重層化する現代世界史の構造と社会の変容を省察する。

208P／本体1900円

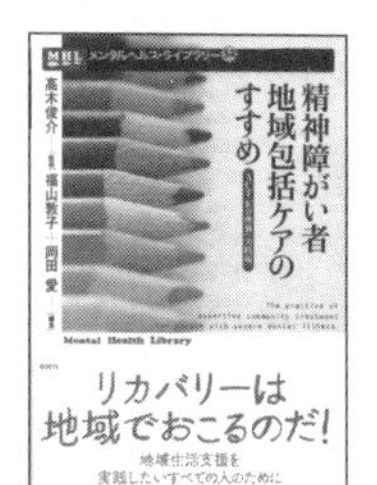

高木俊介◉監修　福山敦子＋岡田愛◉編

精神障がい者地域包括ケアのすすめ

●ACT-Kの挑戦〈実践編〉　　メンタルヘルス・ライブラリー㉜

精神障がい者のリカバリーは地域でおこるのだ！　「医学モデル」から「生活モデル」へ、予防・治療・生活支援を統合的に行う包括ケアシステムに移行しつつあるなかで、24時間365日、精神障がい者へ包括的な地域生活支援を提供する、ACT-Kの現場を担うスタッフがレポートする実践編。

208P／本体1800円

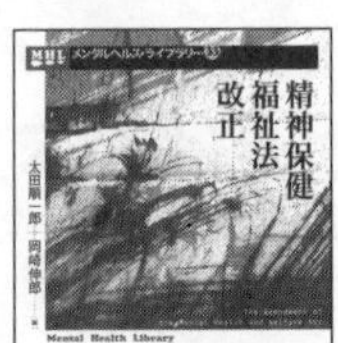

太田順一郎＋岡崎伸郎◉編　　メンタルヘルス・ライブラリー㉝

精神保健福祉法改正

精神保健福祉法2013年改正は「改正」だったのか？！――精神保健福祉法2013年改正では、強制入院の責任の一端を家族に負わせる制度が撤廃され、歴史的大転換を遂げることが期待されていた。しかし結果は、医療保護入院の入院基準を緩和する“改正”でしかなかった。精神保健福祉法2013年改正を多様な視点から検証し、抜本的制度改革の方向性を提示する。◆A5判並製／208P／本体1800円

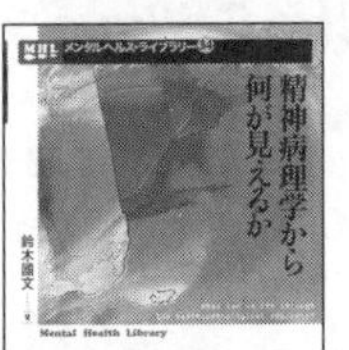

鈴木國文◉著　　メンタルヘルス・ライブラリー㉞

精神病理学から何が見えるか

変容する精神科臨床のなかで精神科臨床にとって大切なことは、治療者が患者の生の全体をみる目をもって有効な治療法を選択することであり、精神病理学に課せられた課題は、精神医学が人間の知の体系の中にいかに位置づけられるべきかを考察し、精神病理学を実践的な知として組み立て直すことである。精神保健・医療・福祉にかかわる人たちの必読文献。◆A5判並製／192P／本体1800円

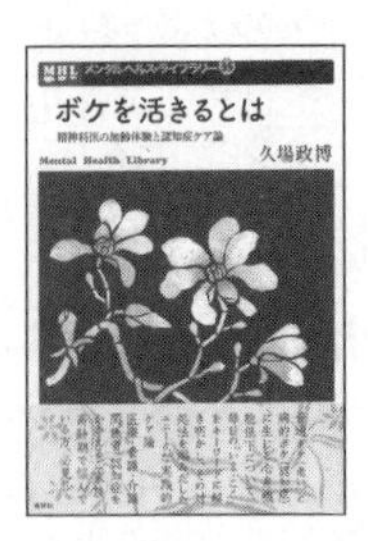

久場政博◉著　　メンタルヘルス・ライブラリー㉟

ボケを活きるとは

●精神科医の加齢体験と認知症ケア論

認知症の人たちがあらわす行動・精神症状はクスリでしか治療できないものなのか。いままでの治療・介護観への疑問から、普通ボケ（老い）と病的ボケ（認知症）に生じる心身機能低下について、「いま・ここ」をキーワードに解明し、その対処法を編みだしたユニークな実践的ケア論。医療・看護・介護関係者、認知症をかかえる家族、高齢期で悩んでいる方、必見!!　◆A5判並製／176P／本体1800円

古屋龍太◉著

精神科病院脱施設化論

●長期在院患者の歴史と現況、地域移行支援の理念と課題

世界一精神病床の多い日本国であり続けるのか？

年間死亡患者2万人超の現実は変えられるのか？

隔離収容政策の歴史、地域移行支援の現状、退院阻害の要因、都道府県の格差、患者と専門職の意識乖離等を、実証的に検証した脱施設化戦略の理論的考察。　◆A5判上製／320P／本体3200円

●精神医療／サイコ・クリティーク（Psycho Critique）／各巻四六判並製

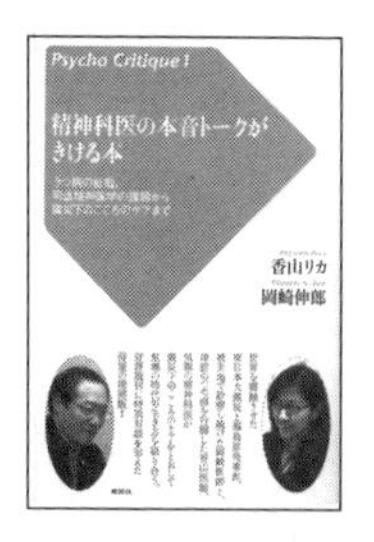

香山リカ・岡崎伸郎◉著 *Psycho Critique 1*

精神科医の本音トークがきける本

●うつ病の拡散、司法精神医学の課題から、震災後のこころのケアまで

好評既刊に約80ページの特別対談を加えた待望の増補改訂版！

世界を震撼させた東日本大震災と福島原発事故――。

被災地で診療し続けた岡崎医師と、津波のつめ痕を行脚した香山医師。気鋭の精神科医が震災下のこころのケアをとおして危機の時代の生き方を語り合う。　◆新装増補改訂版／280P／本体1800円

蓮澤一朗◉著 *Psycho Critique 2*

スピリチュアル・メンタルヘルス

●憂鬱な身体と進化する心の病いの快復

スピリチュアルとは、多くの治療上の行き詰まった局面において、双方が窮し、追い込まれ尽くしたあとに生じる、ある確かな響き合いの瞬間であり、必ずといっていいほど我が身の震えるような、共振を伴う性質のものです――。

スピリチュアルな精神療法を知るための14章。　192P／本体1500円

阿保順子◉著 *Psycho Critique 4*

精神看護という営み ●専門性を超えて見えてくること・見えなくなること

精神看護とは何か。看護の専門性とは何か。こころ病む人びとを看護するとはどういう営みなのか。人間精神の有り様は、生活環境の影響やその人固有の性格など多岐にわたる。統合失調症、認知症、境界性人格障害、うつ病の患者たちの精神看護の実践と、臨床現場における看護理論を明らかにする。　◆2刷／208P／本体1500円

伊藤直樹◉編 *Psycho Critique 6*

教育臨床論 ●教師をめざす人のために

教師をめざす人のための教育はいかにあるべきか？特別支援教育の子どもたち、ひきこもり、社会恐怖（社会不安障害）と強迫性障害、摂食障害、境界性人格障害、そして統合失調症などの精神疾患の子どもたちへの関わりをとおしてそれぞれの教育臨床論を検証する。

【執筆】倉島徹、田中志帆、中野良吾。　◆3刷／224P／本体1700円

高岡健◉著 **やさしいうつ病論** *Psycho Critique 7*

うつ病は、自分と自分との間の折り合いに悩むことを、本質とする病気です。現在、うつ病は軽症化・非定型化するとともに、混合状態を示すようになっていますが、この本質はかわりません。本書は、新自由主義がもたらした息苦しさのもとでうつ病が蔓延し拡散するなかで、うつ病とは何かを、うつ病論の思想をとおして解読する入門編です。　176P／本体1500円

芹沢俊介◉著　*Psycho Critique 8*

家族という絆が断たれるとき

家庭や地域、学校でのコミュニケーションが喪失し、すべてが個人の中に自己領域化され、関係が遮断している「個人化の時代」において、子どもたちの内面を正面から受け止める安心と安定の家族関係の構築を、子どもたちの「いま」をとおして考える。　200P／本体1500円

羽間京子◉著　*Psycho Critique 9*

少年非行●保護観察官の処遇現場から

非行は特定の原因によるものではなく、さまざまな要因が絡まり合って生じる現象である。保護観察処遇の現場から伝わってくる、彼／彼女らの社会や大人への不信や拒絶の背後にある哀しみと希望から、少年非行と子どもたちの現在を考える。　◆2刷／192P／本体1500円

仲野実◉著　*Psycho Critique 10*

近代という病いを抜けて●統合失調症に学ぶ他者の眼差し

統合失調症の人びとの地域移行をすすめる過程で生まれた「ガンバロー会」の人びととの触れ合いをとおして、近代を超えるのではなく、近代を抜けるという困難な課題に挑んだ精神科医の、ウィットとユーモアに満ちた実践記録。　280P／本体1800円

加藤進昌+岩波 明◉編　*Psycho Critique 12*

精神鑑定と司法精神医療

精神鑑定は、精神科医の診断とどこが違うのか。刑法39条は、本当に被告人の利益なのか。医療観察法は治療目的なのか、保安処分なのか。医療観察法は、精神保健・医療・福祉行政とどうつながっているのか。精神鑑定の具体的事例をとおして、精神科臨床医、司法関係者、ジャーナリストが各々の立場から徹底討論する。　168P／本体1700円

玉井義臣◉著　*Psycho Critique13*

だから、あしなが運動は素敵だ

母の事故死と妻のガン死がすべての原点と語る市井の社会運動家が、痛みを共有するすべての遺児たちに語り続けた魂の記録。世界の遺児たちを支援・救済し、「理想的社会」実現へのロード・マップを示す、玉井義臣の40年の歴史が凝縮した一冊。　414P／本体1600円

青木薫久◉編著　*Psycho Critique14*

森田療法のいま●進化する森田療法の理論と臨床

森田療法は日本の伝統的な精神療法として精神医療の根幹を支えてきた療法であり、近年は国際的な関心の的にもなっている。森田療法の先端的な治療活動に携わる中村敬先生との対談をとおして、森田療法の新領域を分かりやすく解説する。　176P／本体1700円

芹沢俊介+高岡健◉著

Psycho Critique15

「孤独」から考える秋葉原無差別殺傷事件

「引きこもれなかった若者たちの孤独」をキーワードに、家族の変容から無差別殺傷事件へ至るプロセスを具体的に解明しながら、事件の真相を家族論的考察と精神医学の知見によって再検証する。

192P／本体1700円

髙田知二◉著

Psycho Critique16

市民のための精神鑑定入門 ●裁判員裁判のために

被疑者の責任能力の判断が大きな要素を占めている日本の刑事裁判において、精神鑑定はこれから裁判員になるであろう多くの市民にとって避けてとおることのできない問題である。現役の鑑定医が精神鑑定の全貌を分かり易くまとめた入門編。

224P／本体1700円

加藤智大◉著

解

Psycho Critique17

2008年6月8日、私は東京・秋葉原で17名の方を殺傷しました。
～～私はどうして自分が事件を起こすことになったのか理解しましたし、どうするべきだったのかにも気づきました。それを書き残しておくことで、似たような事件を未然に防ぐことになるものと信じています。［本文より］

◆3刷／176P／本体1700円

芹沢俊介◉著

Psycho Critique18

宿業の思想を超えて ●吉本隆明の親鸞

この本は、親鸞と吉本隆明という、世界に屹立するたぐいまれな思想家（革命思想家）が、時空を超え、二人して遠くまで考察してきた悪と悪の彼岸の問題について、私なりに理解を深めようとしてきた、その思考の歩みを提示したものである。［本文より］

176P／本体1700円

岡崎伸郎◉著

Psycho Critique19

星降る震災の夜に ●ある精神科医の震災日誌と断想

「3.11」は寒い日だった～大災害の時、中くらいの被災者がもっとも饒舌になる。自分の安全だけは何とか確保されて、周囲を観察する余力が僅かに残されているからだ～その立場だからこそ、状況を見つめ、考え、語る務めもあろう（本文より）。東日本大震災の渦中で診療を続けたひとりの精神科医が、東北人のメンタリティを発信する。

224P／本体1700円

高岡健◉著

Psycho Critique20

続・やさしい発達障害論

2012年7月20日、大阪地裁はアスペルガー症候群と鑑定された男性に求刑を上回る20年の判決を言い渡した。「発達障害」という医学的ラベリングが一人歩きして、学校や地域で、さらに事件と犯罪にまで拡大解釈されている現状に警鐘を鳴らし、発達障害概念の再検討を踏まえて刑事裁判の実相を検証し、支援と援助の必要性を説く。

224P／本体1700円

加藤智大◉著 **Psycho Critique21**

解+ ●秋葉原無差別殺傷事件の意味とそこから見えてくる真の事件対策

私は、事件は起こすべきではなかったと思っていますし、ご遺族や被害者の方のことを思えば心が痛みます。……私は、事件は防げるものだと思っています。ただし、「誰かが何とかしてくれる」ものではありません。「自分で何とかする」ものです。この本が、考えるきっかけになってくれれば、と思います。［本文より］

184P／本体1700円

笹目秀光◉著 **Psycho Critique22**

患者学入門

入院していると、世間一般と同じようにさまざまなことが身辺で起きる。～デマ、でっちあげ、暴力、挑発、風評など、個々の精神障害者にとって不利益なことがたくさんある。～精神科病院に入院しても、本人に病気を治す気持ちがあるのかどうか、がもっとも大切なことだと思う。（本文より）。こころ病むひとたちが街で普通に暮らすためのヒントやアドバイスを与えてくれる一冊。

176P／本体1400円

芹沢俊介◉著 **Psycho Critique23**

愛に疎まれて ●〈加藤智大の内心奥深くに渦巻く悔恨の念を感じとる〉視座

加藤智大自身による著書を読み解きながら、無差別殺傷という不条理に真摯に向き合い、寄る辺なき不安と孤独のなかで愛に疎まれて生育した子どもが、親殺し・自殺・無差別殺傷の狭間で揺れ動きながら恐るべき事件に至る道程を、養育論的視座から根源的に解き明かす。

176P／本体1700円

高岡 健◉著 **Psycho Critique24**

『絶歌』論 ●元少年Aの心理的死と再生

『絶歌』の出版がなければ誰も知りえなかった、もと少年Aの心理とは？　神戸市連続殺傷事件を解く鍵とは？　猟奇的にも映るAの行動が、実は心理的自殺の過程であった！『絶歌』の出版によってはじめて知ることができた、二つの重要な心理こそが、神戸市連続殺傷事件を解く鍵だったのです（本文より）。

200P／本体1700円

定塚 甫◉著 **Psycho Critique25**

外科医は内科医に、内科医は外科医に学び、研修医は謙虚に習う ●患者さん中心の総合診療をめざして

総合病院の仕組みと外科系と内科系の医師の治療理念と治療文化の違い、そして医師同士の疎通がないために起こる、臨床現場における「医原病」の実際を事例によって検証し、外科系と内科系の融合をとおして、いかに患者さん中心の総合医療に転換することが大切か説いた臨床医学・医療論。

184P／本体1700円

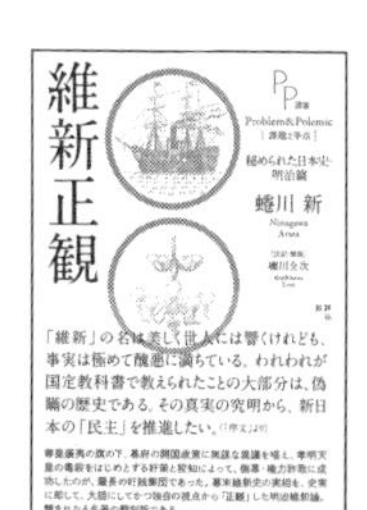

PP選書［Problem&Polemic：課題と争点］

蜷川 新◉著 礫川全次◉注記・解説

維新正観［翻刻版］●秘められた日本史・明治篇

「維新」の名は美しく世人には響くけれども、事実は極めて醜悪に満ちている。われわれが国定教科書で教えられたことの大部分は、偽瞞の歴史である（「序文」より）。

幕末維新史の実相を塗り替え、大胆かつ独自の視点から「正観」した名著。目からウロコの維新論。 ◆四六判並製352P／本体2500円

大津事件●司法権独立の虚像

新井 勉◉著

司法権独立を墨守した裁判史上輝かしい事件だとされる大津事件だが、実際は、大審院長児島惟謙が司法大臣に津田三蔵を死刑にする緊急勅令の発布を求めていた。このとき大審院は政府の圧力に屈していたのである。基礎的資料を緻密に検証して通説の虚像を突き崩し、核心に迫る事件の真相を抉り出した研究者必読文献。 224P／本体1800円

精神現象を読み解くための10章

高岡 健◉著

社会の中の精神現象のプラットフォームの上に立って、こころの復権のために、「滅びの明るさ」（太宰治）が蔓延する時代を眺望する!

精神科医の視線から現代の政治やスポーツ、医療、犯罪、文芸などの多様な精神現象と専門家集団の知の荒廃を解読し、思想の復権を提示する。 248P／本体1900円

中国の海洋戦略●アジアの安全保障体制

宮田敦司◉著

経済成長を遂げて膨張する中国の海洋戦略は、アジアの安全保障体制にどのような影響をもたらすのだろうか。尖閣列島問題や竹島問題を抱える日本は、中国の海洋戦略を冷静に分析して沈着な態度で臨まなければならない。

元航空自衛官が検証図版・写真を多用して、中国の海洋戦略を分析し、アジアの安全保障体制を検証する。

184P／本体1800円

右傾化する民意と情報操作

八木晃介◉著

●マス・メディアのモラル・パニック

メディアに公表される世論調査のデータ・トリックと世論誘導は不可分である。マス・メディアの死と再生のドラマツルギーをとおしてメディア・リテラシーの可能性を追究した社会論的考察。

216P／本体1800円

日本保守思想のアポリア

礫川全次◉著

「尊皇攘夷」を錦の御旗に、倒幕・権力奪取した明治維新政府は、一方で近代化・欧化政策を推し進め、王政復古の保守主義を解体しながら、明治欽定憲法を制定し、アジア支配へ向けた覇権国家として新たな保守主義を蘇生させた。その断絶と継承を支えた「國體」という虚構のイデオロギーをとおして近代日本の保守思想を解剖する。 200P／本体1800円

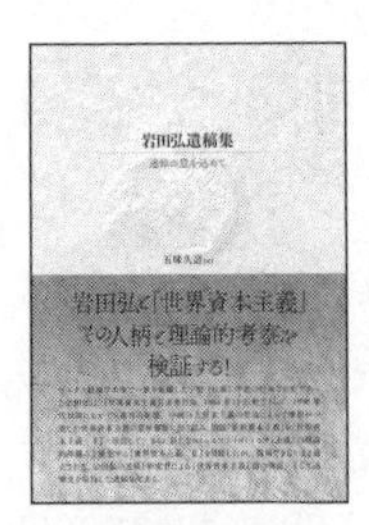

五味久壽◉編

岩田弘遺稿集 ●追悼の意を込めて

マルクス経済学における宇野(弘蔵)学派の異端的な存在であり、『世界資本主義』で多くの読者を惹きつけ、さらに新たなコミュニズム(コミュニティ主義)の理論的枠組みを構想しながらも志半ばで逝去した岩田弘。資本主義の世界市場編成を基軸として特異な視点で体系化した岩田弘の遺稿と、研究者による世界資本主義論の検証、追悼文を収録した遺稿集。 ◆A5判並製／424P／本体3800円

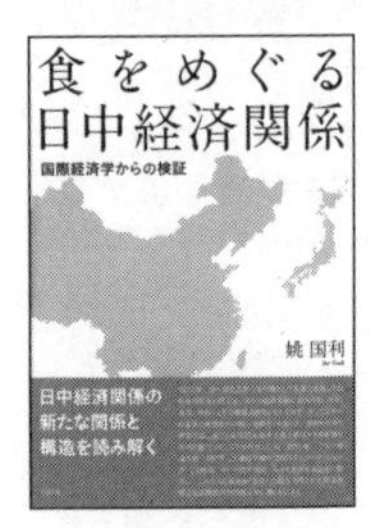

姚 国利◉著

食をめぐる日中経済関係

●国際経済学からの検証

1972年、日中国交正常化を契機に急速に進展した日中経済関係の歴史を、日本の食品産業の海外移転(台湾、香港、中国)とその発展過程、さらに、廉価な中国産農水産物の日本への輸入過程をとおして、急激な成長と発展を成し遂げた中国巨大資本主義の登場とその影響を克明に跡付ける。 ◆A5判上製／232P／本体2600円

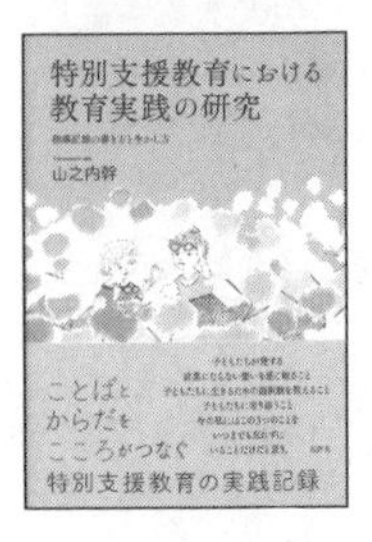

山之内 幹◉著

特別支援教育における教育実践の研究

子どもたちが発する言葉にならない想いを感じ取ること。子どもたちに生きるための選択肢を教えること。子どもたちに寄り添うこと。今の私にはこの三つのことをいつまでも忘れずにいることだけだと思う。ことばとからだをこころがつなぐ、特別支援教育の実践記録。

◆A5判並製／176P／本体1800円

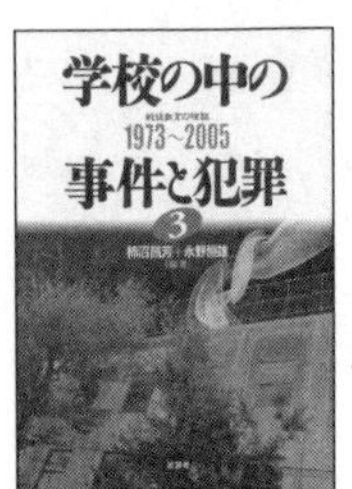

柿沼昌芳＋永野恒雄◉編著 ［戦後教育の検証］

学校の中の事件と犯罪❶❷❸

教育をめぐる事件と犯罪の実態を、教師としての知性と感性と経験をもとに解読し、「戦後教育」「教育改革」の今日的状況を検証する。1945～1985年までの事件と犯罪を取り上げた第1巻、1986～2001年までを取り上げた第2巻、1、2巻未収録の1973～2005年までの事件を取り上げた第3巻で構成。各巻に「戦後教育事件史年表」を収録。 ◆A5判並製／各200～216P／本体各1800円

礫川全次◉編著 歴史民俗学資料叢書【第Ⅲ期・全5巻】

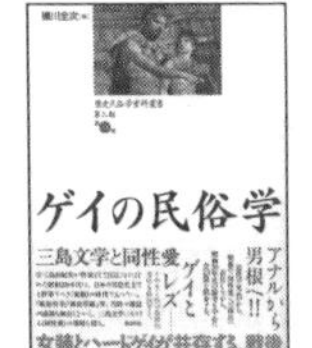

第1巻 ゲイの民俗学

女装とハード・ゲイとが共存する戦後日本の同性愛文化の謎に迫る。近代の〈男色〉から、戦後の〈同性愛〉への流れに着目しながら、昭和20年代の論考を中心に計23篇を収録。ゲイとレズ、性と生の象徴的意味を解読する。解説篇として礫川全次による「引き裂かれた同性愛——三島由紀夫における愛と錯誤」を巻頭に収録。

◆A5判上製/288P/本体4500円

第2巻 病いと癒しの民俗学

疾病や狂気が排除され、死が隠蔽された日常とは、〈癒し〉が忘れられた世界にほかならない。癒しが日常の世界から消失した今日、近代日本における医の歴史を歴史民俗学の手法で解読し、病いという苦悩を癒しと安穏の世界へ転換する民衆の心意を照射する20文献を収録した資料集。

◆A5判上製/240P/本体4000円

第3巻 性愛の民俗学

日本を代表する民俗学者・柳田國男は、人類史の初原にかかわる性愛の分野においてもその炯眼によって基層文化の深淵から注目すべき視点を抽出していたが、ついにそうした研究を極めることはなかった。近代日本国家のイデオローグ・柳田國男が考究を忌避した《性愛の民俗学》の空隙を埋める論考を網羅的に収録した研究者必読の文献である。

◆A5判上製/248P/本体4000円

第4巻 穢れと差別の民俗学

〈穢多〉に対する差別は、江戸後期以降、歴史的・社会的要因によって激化したが、その際、民衆の差別意識を支えたのが、〈穢れ=ケガレ〉の観念であった。日本語である〈ケガレ〉と仏教に由来する〈穢〉観念の倒錯した、穢(え)=穢れ=ケガレの形成過程を検証しながら、差別の実相とナショナリズムの本質に迫る。

◆A5判上製/200P/本体3500円

第5巻 ワザと身体の民俗学

心身・身体への関心の高まりの背後には、人間存在への抜き差しならない不安と焦燥に怯える民衆の姿がある。不分明な時代の転換期に、ワザと身体、身体感覚、身体意識、心身相関の諸相を、芸能・技術関係の研究や文献を網羅し検証することによって、この現代の危機の実相を解読し、自然と人間との新たな相互関係を構想するための資料集。

◆A5判上製/248P/本体3800円

歴史民俗学資料叢書 第Ⅲ期解説編 身体とアイデンティティ

第Ⅲ期全五巻の「解説」「あとがき」に加え、本叢書全一五巻に未収の重要資料を補い、末尾に全一五巻の完結を踏まえての〈補論〉を付す。

◆A5判並製/224P/本体2000円

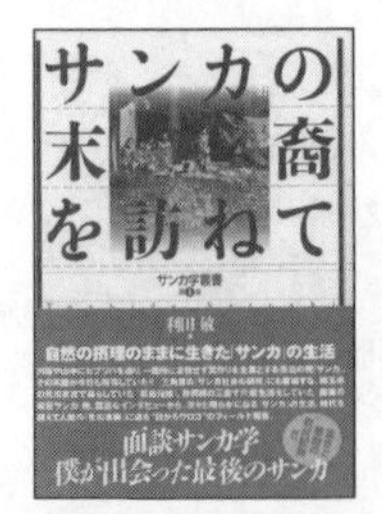

利田敏◉著　　●サンカ学叢書　第4巻

サンカの末裔を訪ねて

●面談サンカ学〜僕が出会った最後のサンカ

河原や山中にセブリバを造り、一箇所に定住せず箕作りを生業とする漂泊の民「サンカ」。その末裔が今日も現存していた！ 三角寛の著作にも登場した「松島兄妹」、静岡で穴居生活をしていた「駿豆サンカ」など、豊富な資料とインタビューから次々と明らかになる「サンカの生活」。時代を超えて人間の「生の本質」に迫る"目からウロコ"のフィールド報告。　◆3刷◆A5判上製／200P／本体2000円

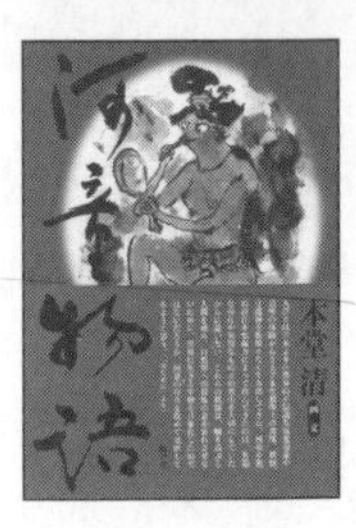

本堂 清◉画・文

河童物語

河童は、どじで間抜けで、意地がなく、悪さをして人に捕まると涙を流し、時には詫び状まで入れて、許されると、その恩義に感じて秘伝の薬事方法まで伝えたりする憎めない妖怪である。先人が河童のような存在を想像力によって育んできたのは、異端な存在や異質なものとの共生を大切にしていたから他ならない。河童・カッパ・かっぱの不思議な世界のものがたり。　◆A5判並製／184P／本体2000円

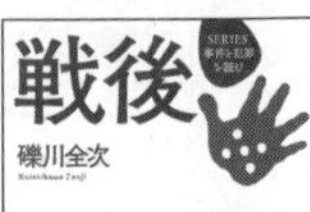

礫川全次◉著　　SERIES事件と犯罪を読む

戦後ニッポン犯罪史［新装増補版］

戦後ニッポンで勃発した53の事件と犯罪の実相を解読し、転変する世相と社会の変容を検証する。

さらに増補版にあたって、「補論:オウム真理教事件について考える——宗教と国家に関する犯罪論的視点」を付し、宗教と国家をめぐる犯罪論的視点からオウム事件の重大な意味を問う。
◆四六判並製／344P／本体2500円

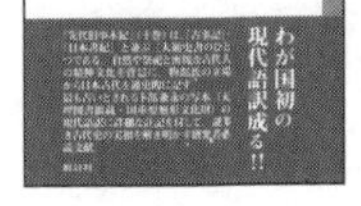

安本美典◉監修　志村裕子◉現代語訳

先代旧事本紀［現代語訳］

『先代旧事本紀』（十巻）は、『古事記』・『日本書紀』と並ぶ三大通史書であり、自然や祭祀と密接な古代人の精神文化を背景に、物部氏の立場から日本古代を通史的に記したものである。

最古とされる卜部兼永の写本（天理図書館蔵・国重要無形文化財）の現代語訳に詳細な註記を付し、謎多き古代史の実相を解き明かす研究者必読文献。　◆4刷◆A5判上製函入／616P／本体6800円

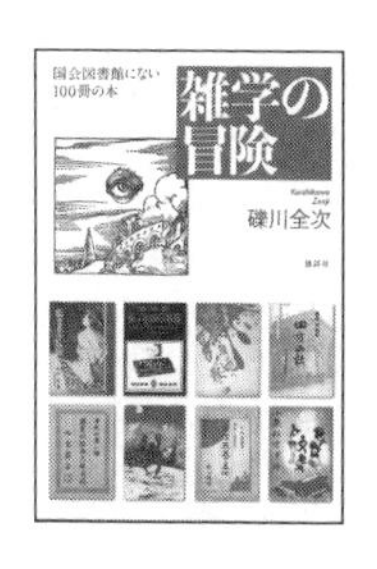

礫川全次◉著

雑学の冒険 ●国会図書館にない100冊の本

『日経』『毎日』『東京』他各紙誌掲載、好評第2刷！


「国会図書館にない本」にはどのような本があり、どのような理由で所蔵されなかったのか？　国会図書館という制度の外にある書誌学の世界から、雑学という際限のない知の発見を眺望する。

「独学」「在野学」から「雑学」の冒険へ！　書物を愛するすべての人たちへのメッセージ。　◆四六判並製／224P／本体1700円

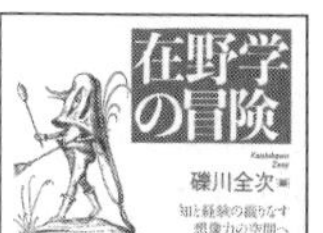

礫川全次◉著

在野学の冒険 ●知と経験の織りなす想像力の空間へ

＜在野＞に学ぶ人たちがどのように優れた研究をいかに究めてきたのか。＜在野＞にこだわるなかで、アカデミズムの域を超えて新たな知と経験の地平を切り拓く想像力の空間へ――

自由な＜独＞学の冒険から闊達な＜在野＞学の冒険へ読者をお誘いする一冊。【執筆】山本義隆・藤井良彦・芹沢俊介・八木晃介・高岡健・副田護・大日方公男。　◆四六判並製／208P／本体1700円

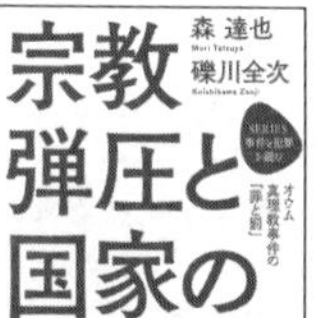

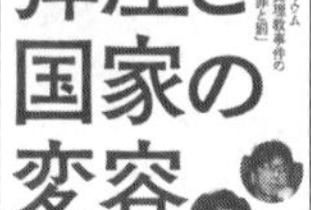

森 達也＋礫川全次◉著　　SERIES事件と犯罪を読む

宗教弾圧と国家の変容

●オウム真理教事件の「罪と罰」

国家が宗教を弾圧する場合、必ずと言っていいほど、一般犯罪と絡めて弾圧する。オウム真理教事件が勃発するとマスメディアは国家意思に迎合して真相解明を拒否し、犯罪者集団としてオウム教団を喧伝した。オウム真理教事件を契機に、この国は変容した――その実相と構造を解読する。　◆四六判並製／192P／本体1700円

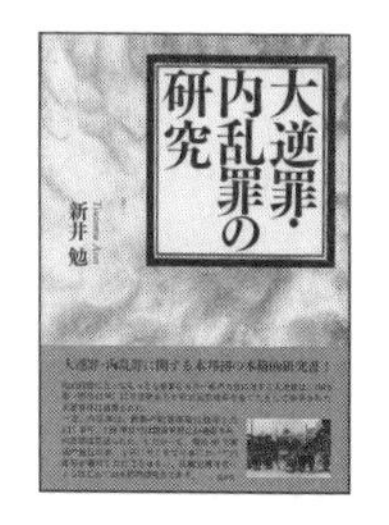

新井 勉◉著

大逆罪・内乱罪の研究

天皇・皇族に対する大逆罪は幸徳秋水らの大逆事件に適用され、戦後憲法の下で削除されたが、一方で内乱罪は2.26事件のような大事件にも適用されることなく、明治40年の古色蒼然たる条文が1995年まで存続していた。日本刑法史における大逆罪・内乱罪の成立過程と変遷、その事例について、古文献から判例記録にいたるまで詳細に検証した初の本格的研究書。　◆A5判上製／288P／本体3200円

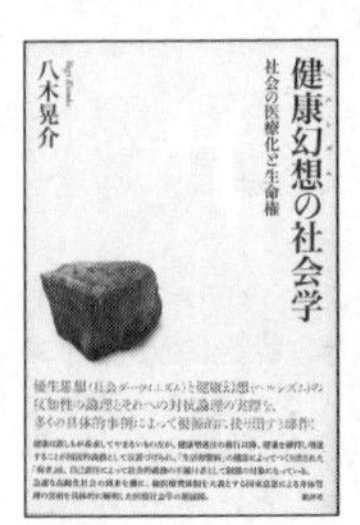

八木晃介◉著

健康幻想の社会学【新装版】

●社会の医療化と生命権

優生思想（社会ダーヴィニズム）と健康幻想（ヘルシズム）の反知性の論理を抉り出す3部作!

急速な高齢化社会の到来を奇貨として、総医療費抑制を大義名分に国家が推進する心身管理の内実をあますところなく具体的に解明した医療社会学の新展開。　◆四六判上製312P／本体2500円

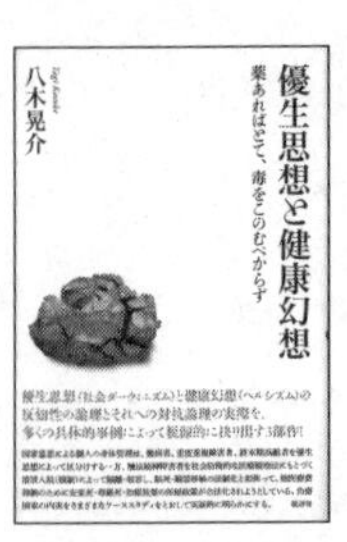

八木晃介◉著

優生思想と健康幻想【新装版】

●薬あればとて、毒をこのむべからず

優生思想（社会ダーヴィニズム）と健康幻想（ヘルシズム）の反知性の論理を抉り出す3部作!

国家意思による個人の身体管理の背後に潜む優生思想の反知性的論理と治療国家の内実を、さまざまなケーススタディをとおして実証的に明らかにする。　◆四六判上製264P／本体2400円

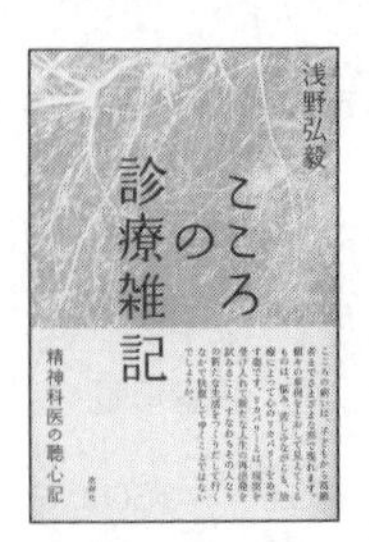

浅野弘毅◉著

こころの診療雑記 ●精神科医の聴心記

こころの病の診療をとおして見えてくるものは、現実を受け入れて新たな人生の再出発へ向かう一人ひとりの患者さんの姿である。

かつて呉秀三が嘆いた精神障害者への惨憺たる処遇に始まる近代日本の精神医療の前史をふまえて、45年間の長きにわたってひたすら精神医療と精神医療改革に心身ともにささげ続けたひとりの経験豊かな精神科医の聴心記。　◆四六判並製／208P／本体1800円

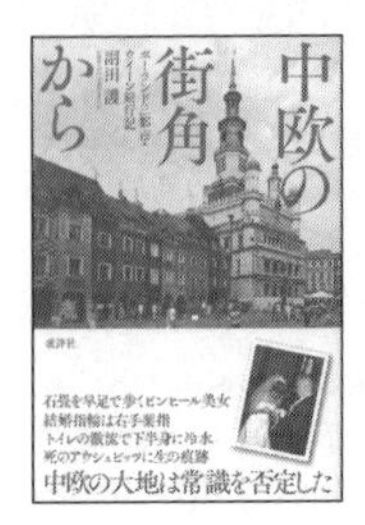

副田 護◉著

中欧の街角から

●ポーランド三都市・ウイーン旅行記

結婚指輪は右手薬指――石畳を早足で歩くピンヒール美女――

死のアウシュビッツに生の痕跡――中欧の大地は常識を否定した。

多言語社会の中で街行く民衆との交流を育み、異文化共生のなかで培われた歴史の痕跡を、今に残る建築物や遺跡、絵画や彫刻に探った“むささび”旅行記。　◆四六判並製／256P／本体1800円

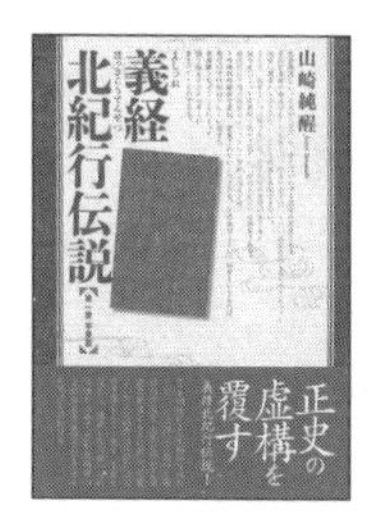

山崎純醒◉著

義経北紀行伝説【第一巻 平泉篇】

『吾妻鏡』に記された正史の虚構を覆す！

ヤマト朝廷によって編纂された正史に基づく義経自害説を、大胆な発想と緻密な検証をもとに覆し、隠蔽された事実の背後に潜む真実の実像をえぐり出す。藤原秀衡死後、平泉を脱出し、延命した義経一行の実像を求めて、豊かな構想力と地道な実証研究によってその隠された軌跡を跡付ける。　◆A5判並製／332P／本体2800円

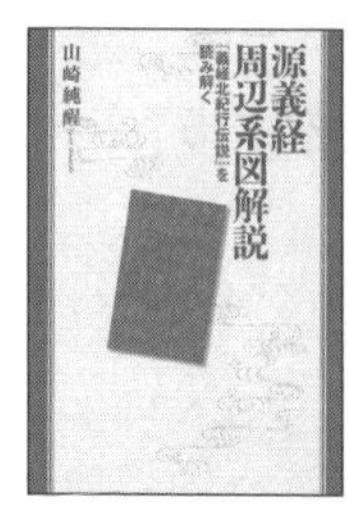

山崎純醒◉編

『義経北紀行伝説』を読み解く

源義経 周辺系図解説

史書や系図は作る人の歴史観や歴史認識によって異なってくるものであり、それぞれの専門家が互いに争論しながら、より充実した系図を作成することが大切である。『義経北紀行伝説』の理解を深めるために、筆者が様々な史料や伝承譚を蒐集、分析・複合し作成したオリジナル系図。　◆A5判並製／104P／本体1700円

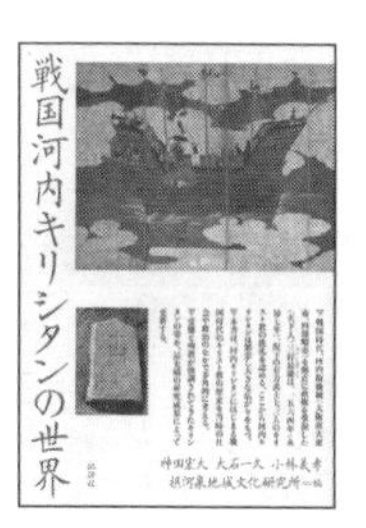

神田宏大・大石一久・小林義孝・
摂河泉地域文化研究所◉編

戦国河内キリシタンの世界

1564年、三好長慶の拠点・河内飯盛城において武士70数人がキリスト教の洗礼を受けたことから、宣教師フロイスが描いた織田信長・豊臣秀吉とキリシタンの世界が始まった。戦国キリシタンの聖地・河内の興亡史とその遺跡を巡る。　**2刷**◆A5判並製／352P／本体3000円

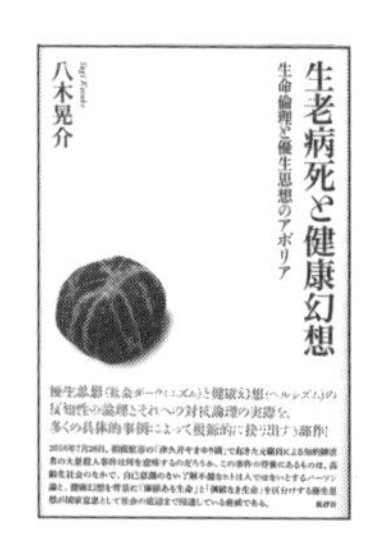

八木晃介◉著

生老病死と健康幻想 ●生命倫理と優生思想のアポリア

『東京新聞』『西日本新聞』ほか、島薗進氏書評掲載

優生思想（社会ダーヴィニズム）と健康幻想（ヘルシズム）の反知性の論理を抉り出す3部作！

近代合理主義的な差別的生命倫理を「無我・無常」をベースにした仏教的縁起論によって否定し、その延長線上に新たな生命倫理をうちたてうる可能性を追求する。　◆四六判上製／344P／本体3000円

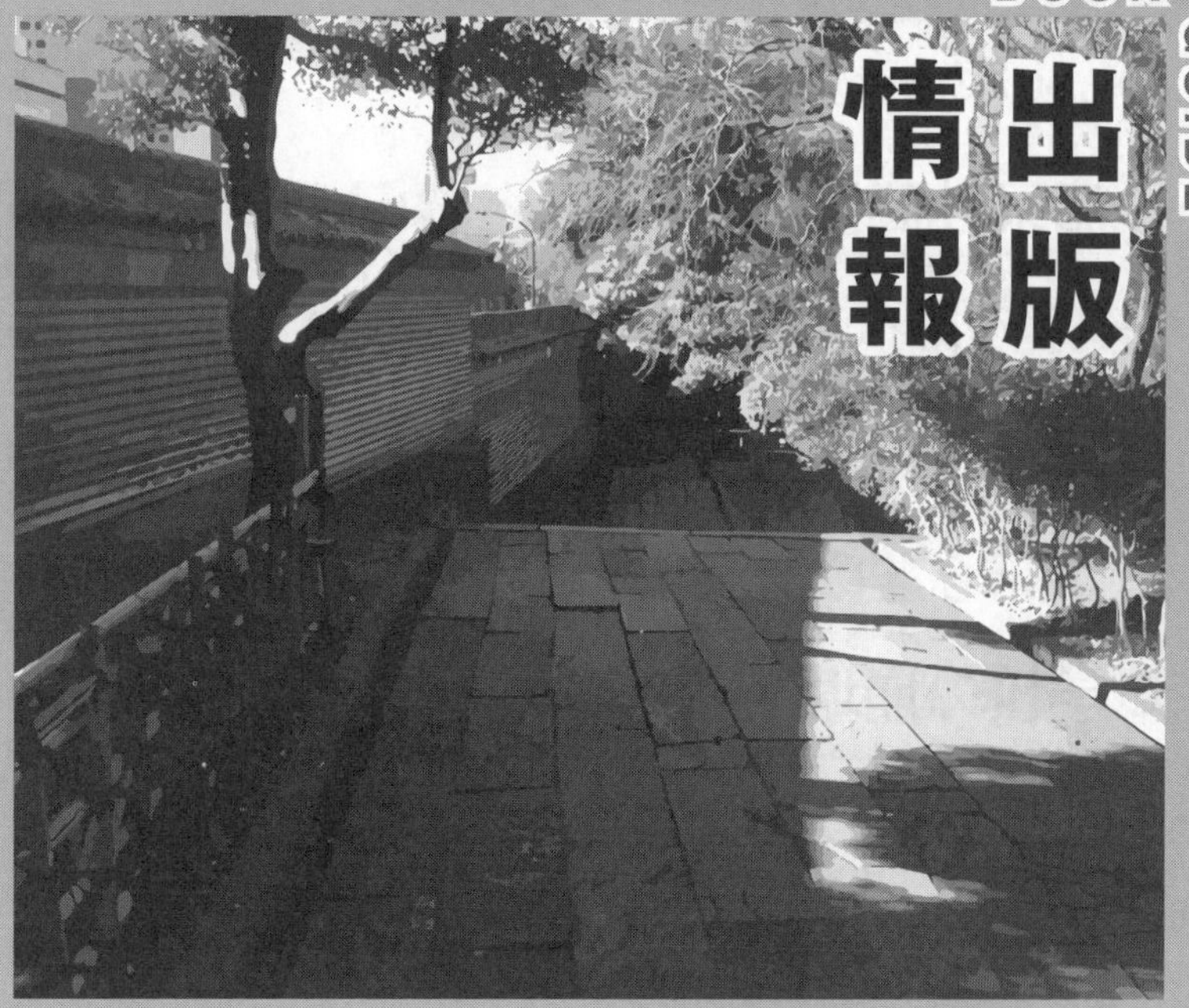

批評社の書籍をお買い上げいただきましてありがとうございます。
■出版情報では新刊と刊行中のシリーズを中心にご紹介しております。より詳しい書籍情報や既刊書籍の情報をお求めの方は、下記連絡先へご連絡下さい。パンフレットまたはPR誌を無料にて送付いたします。
■お求めの書籍が店頭にない場合には、お近くの書店にお問い合わせ下さい。また、地域の図書館リクエスト等にもお役立て下さい。
■お客様へ小社からの直送も承ります。お支払いにつきましては原則として着払い(送料無料、手数料250円をご負担いただきます)での発送をお願いいたしております。銀行振込、郵便振込等をご希望の際は、その旨事前にご相談下さいますようお願い申し上げます。
■小社への直接のご注文の際はクレジットカードご利用いただけませんので、書店の店頭やインターネット書店様のサイトなどをご利用下さい。
■そのほか、疑問・質問・ご要望等ございましたら下記連絡先へお気軽にお問い合わせ下さいますようお願い申し上げます。

批評社
〒113-0033 東京都文京区本郷1-28-36 鳳明ビル
Phone. 03-3813-6344 Fax. 03-3813-8990
http://hihyosya.co.jp mail:book@hihyosya.co.jp
＊表示価格は全て税別です。

井原●確かに、精神科医もジャーナリストもインタビューが仕事ですが、その内実はかなりの違いがありますね。

リタイア後に元気がなくなる

井原●それで、同伴した奥様からお話を伺うことにしました。奥様に「もともとこんなにしゃべらない人なんですか？」と尋ねました。奥様は、「そうではない」とおっしゃる。それで生活ぶりについて伺いました。すると、もともとは、夜は午後一〇時に寝て、朝は五時に起きて、六時過ぎには自分の経営する工場に出るようなまことに勤勉な生活ぶりでした。ところが、半年前に経営権を長男に譲って以降、生活がだらだらしてきました。この三、四か月は、いつも通り午後一〇時に就床しても、午前二時ごろに目が覚めてしまって、その後なかなか眠れない。そうかと思えば、自宅で何もしないでぶらぶらしていますので、日中テレビを見ながらうとうとすることもふえてきました。もとはといえば、奥様と毎日二キロ程度のウォーキングをしたり、趣味の盆栽の手入れをしたりして、健康志向の強い人だったのですが、最近はそれすらもしません。心配した奥様に促されても、「だるい」と言って、横になってしまうことが多いとのこと。夕食後に臥床することも多く、まどろんでしまいがちでした。

中田●仕事をしなくなって、ガックリきたんでしょうか。男はリタイアしたらだめですね。

井原●そうですね。ただ、その場合、がっくりしてきた理由として、主に三つ考えられます。第一に認知症の初期という可能性。第二にうつ病の初期という可能性、そして、第三が中田さんのおっしゃったリタイアして不活発になったというケース。そのほかにも甲状腺機能低下症なんてものもありえるのですが、これは初診時に採血すればわかりますので、怪しいケースは念のためチェックします。

中田●では、三つの可能性のうちの二つをつぶして、診断をまず確定させるのですね。

井原●いや、そういうものでもないです。三つの可能性のどれにあたるかは、最終的には経過を見てみないと何とも言えません。たとえば、日本うつ病学会の『うつ病治療ガイドライン』(二〇一二)には、鑑別診断を十分に行ってから治療計画を立てるよう推奨しています。ただ、実際の臨床というものは、不確定要素がありながらも、とりあえず始める場合が多いのです。

精神科治療は見込み発車

中田●それって意外だな。大学病院でもそんなものですか。

井原●「大学病院なのに杜撰なことを」とお思いなのですね。

中田●いえ、杜撰とまでは……。

井原●ここは結構大事なポイントです。精神科の診断・治療というものについて説明しておく必要がありそうです。まあ、大学病院ですから初診時に直ちに採血は行えます。頭部ＣＴのような画像検査も、予約すれば数日以内には行えるでしょう。ただ、採血しても特に何もでない。ＣＴとっても、年齢相応の萎縮の所見だけで、とりたてて特筆すべき結果が得られないこともあります。つまり、検査データだけでは判断がつかない場合が多いのですね。

中田●むずかしいですね。検査で異常が出なければどうするのですか？

井原●異常が出なかったとしても、だるくて、眠れなくて、食欲もないわけで、本人もまわりも困っています。何とかしてあげないといけないのですね。

中田●と、なるとどうするか。

井原●見込み発車するしかないです。精神科の臨床というものは、「準備万端整えてから始める」ようなものではないんですね。実地医家は、とりあえず始めなければなりません。不完全な知識、不完全な情報、不完全な準備であっても、患者さんもご家族も待ってはくれないんです。時間だって限られています。そんな悪条件下にあっても、少しでも患者さんのお役に立ち、かつ、リスクの少ない治療を行わねばならないんです。

中田●なるほど。普通、大学病院の治療というと、まず事前に十分な情報を集めて、正しく診断して、その後綿密な治療計画を立てれば、治療が成功するような感じがします。でも、そうではないということですね。

井原●そうではないと思います。

中田●私たちしろうとからすると、失敗する治療とは、治療に先立って行うべき情報収集が不十分、その結果診断が杜撰で、不完全な治療計画のまま、見込み発車するからであるようにみえます。

井原●もちろん、ある程度の情報は集めないといけません。でも、情報収集については完璧主義ではいけない。ある程度のところで見切りをつける勇気も必要なんですね。

中田●それって、精神医学においては、生物学的なマーカーが不足しているということとも関連しますね。

井原●その通りです。つまり、精神医学においては、「正確な診断」というのは原理的に不可能な場合が多いのですね。今回は、高齢者の不活発ですが、その場合だって、甲状腺機能低下症なら採血すればわかります。脳血管性認知症なら、病歴を聞いて、画像検査を行えばわかるかもしれません。でも、それ以外の場合だと、検査しても結局わからないということも多い。問診しようにも、ご本人は語らないし、ご家族だって十分把握していない場合もあるのですね。

治療は「低侵襲」なほうがいい

中田●でもそうだからといって、いい加減な治療が横行してはまずいわけで……。

井原●まずいですね。でも、私は、実務家であって、夢想家ではありません。実務家は、何よりも実現可能性を考えます。実現不可能なことは、努めて意識のなかからはずします。ここでは大胆な発想の転換が必要だと思います。「安易な治療は不可。だから詳しく診断を検討し、綿密に計画を練る」という考え方から、「完璧な診断は不可能。安易な治療も起こりえる。だからこそ、診断がどうであっても治療は結構うまくいくような方法を考えるべきではないか」というものです。

中田●それはいい加減さに開き直った感じもしますが、具体的にはどういうことですか。

井原●つまり、まずは不完全ながらも始めなければいけません。そのためには、最初はできるだけ害の少ない方法を選択するのですね。医学の世界には、「侵襲」という「侵す」「襲う」という漢字で書く、おそろしげな言葉があります。英語の「invasion」の訳語ですね。薬剤や手術などの医療行為によって生体の恒常性が侵されることをいいます。となると医療行為を行う側からすれば、ひとつの大切な価値観として「低侵襲」ということがある。医療行為は、同じ効果を挙げられるのなら、侵襲は少ない方がいい。したがって、二つの同等の効果をもたらす医療手段があるとすれば、低侵襲な方が優れているということになる。

中田●精神科の治療も「低侵襲」をもってよしとする、ということですね。

井原●その通りです。このケースについては、私自身、診立てには自信がない。十分診断について考え切れていないという引け目がある。だからこそ、歯に物が挟まったような言い方しかできない。それで、自信のない人間にふさわしく、いたって無難な方法からはいるのです。「低侵襲」な治療手段を採ります。

薬物療法を急がない

中田●「低侵襲」というと、この文脈では？

井原●「薬物療法を急がない」、それにつきます。この人は、認知症かもしれません。うつ病かもしれません。でも、抗認知症薬も、抗うつ薬も、投与を急ぐべきではありません。

中田●早期発見、早期治療って普通よく叫ばれますけど、それは必要ないと……。

井原●そうです。認知症なら早期治療に効果があるわけではなく、あとから治療を開始してもかまいません。うつ病なら、それこそあわてないで生活習慣をチェックすればいい。甲状腺機能障害とか、そのほかに脳が器質的にどうかなっているというのなら、少し急いだ方がいい。でも、認知症やうつは癌ではありませんから、急いで治療を開始しなくちゃいけないわけではありません。むしろ、最近は製薬会社の薬剤紹介に影響されて、精神科医たちが早すぎる時期から薬物療法を開始する感じがします。

中田●製薬会社としてはそのほうがありがたいと思います。そのあたりには、疾患啓発、疾患喧伝の影響もあるのでしょうね。

井原●そうです。でも、薬物の前にすることはたくさんあります。

中田●なるほど。その辺から生活習慣の話になってくるのですね。

井原●そうです。まず、臨床医として知っておくべきことは、高齢者の不眠の訴えには必ず誇張が混じるということです。本人の言うことはあてになりません。かならず、ご家族からの情報をもとに、睡眠・覚醒状況を把握する必要があります。でも、ご家族のおっしゃることにも、しばしば、誇張が混じりますね。

中田●難しいですね。

井原●でも、この人の場合、ご家族からの情報で、どうやら確からしいことは、日中極端に不活発になっているということです。というわけで、その不活発が、第一に認知症の初期か、第二に薬物療法を必要とするようなレベルのうつ病か、第三に単に不活発がもたらした軽いうつ状態にすぎないのか、以上三つの可能性があることを念頭において、とりあえず、第三の可能性からはいるのです。

療養指導の実際

中田●第一、第二は急がないと……。

井原●そうです。まずすべきことは、睡眠・覚醒リズムの再建です。まずは、ゴロゴロした生活を改めるよう勧めます。そして、日中十分量の活動を課すことにします。そうすれば、布団につくころにはからだが適度な疲労感を自覚すると思います。それがいいのです。健康な疲労があれば、それを原動力に眠ることができます。

中田●実際の診察ではどんなふうに言うのですか。

井原●療養指導はできるだけ具体的なほうがいい。だから、「一日一、二回三〇分程度のウォーキングを行うこと」だとか、「日中はふとんによこにならない」とか、「昼寝する場合は三〇分以内に」などといった具体的な指示を出します。そして、うちの外来では、「睡眠日誌」というものをルーチンで書いていただくようにしているのですが、その空欄に、今言ったようなことを書き込むんですね。

中田●「睡眠日誌」のことは『生活習慣病としてのうつ病』にもしばしば出てきますね。シンプルだけれど、大切ですよね、これは。

井原●ありがとうございます。そして、睡眠日誌に目標とすべき起床時刻、就床時刻を書き込みます。そして、寝る、起きるを同じ時刻にすることがいかに大切かを滔々と説きます。

中田●具体的には。

井原●たとえば、こんな感じです。「夜、眠れないのは日中の不活発が原因だと思います。まずは、午前六時起床、午後一〇時就床としましょう。逆に言えば、午後一〇時までは眠くても布団に入らないことです。そして、明け方目が覚めても、午前六時までは布団のなかで過ごしましょう。一日中ごろごろして、何もしないでいるとからだが疲れません。適度な疲れがないとからだは深く眠れません。だから、一日一、二回三〇分ぐらいウォーキングするなどして、少しからだを疲れさせてください。昼寝はしないにこしたことはありませんが、するとしても午後三〇分程度に留めましょう。」

中田●結構、ああしろ、こうしろとおっしゃるのですね。

井原●当然です。ヘルシーな生活習慣をお勧めすることは、臨床医の大切な使命の一つです。多少煙たがられてもいいから、言うべきことは言わせていただきます。

中田●初診のときに診断については、どう伝えるのですか。診断についてはわからないまま、とりあえず見込み発車だとおっしゃっていましたよね。

井原●そうです。その点も率直に言いますよ。「ただし、今の覇気のない生活ぶりは、認知症やうつ病などの病気の兆候である可能性もあります。でも、現時点ではそういった心配をするよりも、日中動かないことで、こころもからだも衰えていくことの方を心配してください。逆に言えば、からだを動かせば元気が回復する可能性もあります。『足が動けばからだが動く。からだが動けばこころも動く』、そういうものです」、そんな感じで、複数の可能性を念頭において治療を進めていくということはお伝えします。

生活習慣は簡単には変わらない

中田●精神科の先生といえば、あまり多くを語らず、むしろ患者さんに語らせているといいますか、話をじっくり聞いてくれるタイプを想像します。でも、井原さんは積極的に語っていくほうですね。

井原●そうです。だまってただ薬を出すというのが一番いけない。むしろ、必要なことは生活を変える、習慣を変える、行動を変えることです。そういった一定の自助努力はしていただかなければいけません。

中田●簡単にそうしてくれるものですか。

井原●簡単ではないです。必要なことは三つ。第一に、初診時にじっくり時間をとって、生活習慣を整えることの意義を説明すること、第二に、初診後しばらくは毎週来院していただいて、初診時、ないし前回診察時に提案したことを、本人がどのくらい実行できているかをチェックすることです。

中田●なるほど、続けるということですね。

井原●そうです。ひとこと言ったら、あとはその通りするなんてことはありえません。繰り返し言っていく必要があります。習慣を変えるということは、大変なことであり、そのためには治療者としては労を惜しんではいけません。何度も同じことを繰り返して言う。言っているうちに自分でもいやになりますが、しかし、患者さんの耳にタコをつくるくらいの意気込みで、あくことなく何度も繰り返すことです。患者さんの脳のオペレーティング・システムを入れ替えるくらいの意気込みが必要です。それくらいしないと、容易に人は行動を変えません。

中田●なんだかかなり熱いですね。

井原●そうですよ。そりゃあ、生活習慣を指導する私は、「テニスの指導をする松岡修造」よりもっと熱いかもしれません。それだけの熱意をもって行わないと患者さんは変わりません。

中田●なるほど。そして、第三には……。

井原●第三に本人だけでなく、家族も巻き込んでいくこと、これも必要です。

中田●本人だけではだめなのですね。

井原●だめです。やはり、一人では続かない。家族と一緒が一番。実際、家族は、おとしよりがゴロゴロした生活を始めて以降、だんだん、気持ちも落ちていっている、ということには気づいています。だから、活発な生活を送るようにと勧めたら、「だから言ったでしょう、おじいちゃん」というような感じで、納得してくれますし、家で「先生もおっしゃっていたんだから、少し外に出てみましょう」というような感じで、働きかけを行ってくれます。

中田●なんだか以前話を伺ったことのあるアルコール依存の治療の様子を思い出しました。

井原●そうです。習慣を変えるという点では、不活発なお年寄の場合も、アルコール依存の患者さんの場合も同じです。依存の患者さんだって、最終的に治るということは、習慣を変えること。むしろ、新しい習慣を作るといったほうがいいかもしれません。酒を飲まないで過ごす新しい習慣です。しかし、活発に動くようにうながすことは、アルコール依存よりははるかに簡単です。活発な生活を送った方が体調もよくなって、気持ちよく過ごせますし、効果も目に見えて出てきやすい。その実感を患者さん自身がもてたら、あとは、またもとの悪い生活パターンに戻らないように、毎回、励ましを続けていくということになります。

薬は使うのか？

中田●次回お越しになった時はどうでしょうか？

井原●「睡眠日誌」の記載内容、起床・就床パターン、日中の活動、そういったことをチェックします。そして、ご本人だけでなく、ご家族からもこの一週間の本人の状況を尋ねることですね。それから、採血の結果で異常値があれば、それに応じて必要な再検査を行ったり、他の診療科に診察依頼をかけたり、といったこともありますね。

中田●初診時には薬を使わないでスタートしました。で、その後、薬をつかうべきかどうかは、どう判断するんですか？

井原●とても簡単です。療養指導だけで状態が改善するようであれば、薬は使わなくていい。療養指導だけではよくなってこないのであれば、薬物療法を考えてもいいでしょうね。

中田●なるほど。

井原●それと家族からは引き続き、ご本人の生活状況について詳しく尋ねます。実は物忘れだとか、失禁だとかの認知症を思わせる出来事に家族が気づいていても、初回の外来ではあえてそれを言わず、しばらく「この医者信用できるか」といった思いで様子を見ている家族もいます。そういった家族から、二回目、三回目の外来で唐突に物忘れのことが話題に出されることもあります。

中田●その場合は、抗認知症薬を投与するのですね？

井原●それだって急ぎません。私としては長谷川式簡易認知機能検査などを行って、現在の物忘れの重症度を判定して、その結果をご家族に伝えて、まずはご家族に親族会議を開くようお勧めします。つまり、「この人にいずれ介護が必要な時がくる。そのときにどのような介護の体制を組めばいいかを、皆さんで話し合ってください」というのですね。そして、必要に応じて介護保険の申請をお勧めすることにしています。

中田●うつ病の場合は、どうなんですか。抗うつ薬は使わないんですか。

井原●そうですね。迷うところです。療養指導だけで状態が改善しない、しかし、認知症でもなさそうだ。となると、当然抗うつ薬を使うべきか、という問いが浮上するでしょうね。焦燥感が強くて、バタバタ落ち着かない感じだったり、日中十分活動しても、なかなか夜ぐっすり眠れないような状態なら、少し眠気の出るタイプの抗うつ薬を使った方がいいかもしれませんね。

中田●療養指導でなく薬物療法を、ということですね。

井原●いや、そうではないです。療養指導か薬物療法かの二者択一ではありません。薬物療法を行う場合でも、同時に療養指導のほうは続けておかないといけません。私としては、患者さんや家族が「この薬を飲んでさえいれば治る」などと思って、一切の自助努力を怠ってしまうことが一番怖い。だから、引き続き生活習慣については、事細かに、うるさいくらい指導を続けます。

中田●なるほど。でも、うつの人、特に高齢者が松岡修造的にガンガン言われたら、ちょっと暑苦しいと思われるかもしれませんね。

井原●そうですね。そこは、「人を見て法を説け」ということです。憔悴しきっている人に松岡修造的に接してはいけないでしょう。その場合、本人に対してよりも家族に対して指導していった方がいいでしょうね。ご家族全体でご本人の生活を変えるような働きかけをしていただくということです。ご家族の工夫はとても大切です。家族で出かける機会を作っていただくとか、親戚と会うイベントを組んでもらうとか、どうにかしてご本人に動いていただく時間を作っていただかないといけません。もちろん、介護サービスを適宜利用するのも一考でしょう。

不眠を訴える高齢者に対する療養指導

中田●この辺でまとめにはいっていただけますか。高齢者のうつ・不安に対する療養指導の基本事項について。

井原●第一に睡眠目標を適正化することでしょう。睡眠の目標を下方修正していただく必要があります。睡眠というものは、加齢、つまり、年をとることによる影響を強く受けます。年齢とともに、身体は長い睡眠を要求しなくなるものです。五〇を過ぎれば七時間を切ることもめずらしくありません。だから、シニア世代には、八時間もの睡眠は必要ありません。「八時間眠らなければいけない」と思っている人もおられるようですが、ここは、目標を下げて、「臥床七ないし八時間、そのうち六ないし七時間程度眠れればよし」とすべきだと思います。

中田●睡眠は短くてもいい、ということでしょうか。

井原●若い人と比べれば、少し短くてもいいです。逆に、高齢者の場合、長く寝過ぎることには大きな弊害が伴います。七時間寝るということは、逆にいえば、一七時間起きているということです。起きていてもシニアの皆さんは激しく体を動かすことはないでしょう。だから、一七時間分の覚醒をもってしても、身体はそんなに激しい疲労にはいたらない。だから、六、七時間も眠れば十分なんですね。

中田●なるほど。睡眠時間を長くしすぎないということ。これが第一点。二点目は?

井原●起床・就床時刻の固定です。これは、若者にとっても大切なのですが、気をつけるべき点は、若年と高齢者とでは正反対。若者の場合、「早く起きるように!」、高齢者の場合、「遅くまで起きているように!」です。

中田●ほうっ、面白いですね。

井原●今回の患者さんの場合もそうでしたが、高齢者はともすれば就床が早すぎるのですね。それで明け方目が覚めて「眠れない」と思ってしまう。高齢者が「眠れない」というときは、皆が眠っているときに一人起きているのがつらいだけです。若い人たちと同じような時刻に寝て、同じような時刻に起きればいい。そのためには、「何時まで寝ていたいですか?」と尋ねます。その返事が「六時」ということならば、その時刻の七ないし八時間前までは就床しないようにと勧めます。つまり、「午後一〇時ないし一一時までは寝ないで起きているように」と言うのですね。

中田●確かにご高齢の方は、寝るのが早いですよね。

井原●そうです。夕食をすませて、午後七時ごろに布団に入ってしまう人もいます。そんなことしたら、午前二時ごろ目が覚めて当然です。そして、皆が起きてくる六時ごろまでは、「眠れない」という思いを抱いたまま、布団の上で苦しい思いをするんですね。それは不安なことだと思います。でも、少し厳しい言い方になりますが、早く寝るからいけないのです。遅くまで起きておれば、それだけ遅くまで眠れます。

高齢者に睡眠薬は使うべきか

中田●睡眠薬についてはどうお考えになりますか。昨今、批判がかまびすしいように思われますが。

井原●今日、日本で汎用されているベンゾジアゼピン系睡眠導入薬は、決められた通りに服用しても、毎日飲めばやめにくくなります。ベンゾジアゼピンについては、諸外国と比べて日本は使用量が多すぎる。その点は国際的な非難にさらされています。実際、転びやすくなるとか、怒りっぽくなるとか、せん妄をおこしやすいとか、数々の副作用も指摘されています。それに、脳波をとってみればすぐわかることですが、ベンゾジアゼピン系の薬は睡眠をよくしているわけではなく、むしろ深い睡眠を減らすことによって睡眠の質を損なっているんですね。だから、一剤、三剤と重ねていけば、睡眠の質はますます低下していきます。最小限かつ期間限定の使用に留めるべきでしょうね。

中田●高齢者に安全な睡眠薬はないのですね。

井原●ラメルテオン（商品名：ロゼレム）やスボレキサント（商品名：ベルソムラ）といって、依存性のほとんどない薬剤もあるにはあります。依存の少ない睡眠薬として、今後期待できるかもしれません。もっとも、長期服用のもたらす弊害などについては、まだまだわかりません。この点はもうすこしエビデンスが集積されるのを待った方がいいでしょうね。

高齢者の不活発は「死に至る病」

中田●生活習慣という点からいえば、高齢者は普段どういう点に注意すればいいでしょうか。

井原●体を動かすことですね。勧めるべきはウォーキングです。生理学的にも、運動のもたらす肉体疲労が深睡眠をふやすことは知られています。つまり、運動は睡眠の質をよくするのですね。逆にいえば、疲労がないと、からだは深い眠りを求めないんです。睡眠七時間の質を高めようと思えば、残りの一七時間の活動の質を高めることが必要です。そのためには、日中身体を動かして、一定の疲労感を得るようにするのが一番ですね。もっとも、運動といっても激しいものは必要ありません。ウォーキング程度で十分です。

中田●ゴロゴロしすぎると体力が落ちるということもありますね。

井原●そうです。廃用性の機能低下といって、人間の身体というものは、使わなければどんどん衰えていくのです。だから、高齢者の場合、つねに体力が低下してきていないかを本人もまわりも注意する必要があるでしょう。

中田●井原さんには、『激励禁忌神話の終焉』という御著書もおありですが、高齢者にも激励禁忌はよくないということになりますね。

井原●そうです。高齢者には「動くように」「歩くように」といった働きかけはとても大切です。励ますということをしないと、どんどん不活発に陥っていきます。高齢者にとって不活発は「死に至る病」といっても過言ではありません。動かないと、筋肉、骨、皮膚は萎縮します。関節は固くなります。足に深部静脈血栓症を作りやすくなって、それが流れ出して肺に詰まれば、肺血栓塞栓症で急死することもありえます。高齢者に激励禁忌を徹底すれば、死期を早めてしまいかねません。

身体運動と知的志向の両立

中田●シニアの皆さんにウォーキングを勧めるときは、具体的にどんな風になさっていますか。

井原●診察室で意識していることは、体を動かすことと、知的な志向を両立させることですね。ご高齢の皆さんのなかには、「スポーツウェアに着替えて、運動用のシューズを履いて」といった「いかにもウォーキング」のいでたちを嫌う人も当然いるでしょう。その場合、知的な関心に運動習慣を組み込めばいいのです。写真がお好きなら、カメラをもっての町歩きで十分でしょう。絵を描くのが好きならスケッチブックをもっての散歩を、観るのが好きなら美術館や画廊巡りを、骨董が好きなら近隣の町の骨董屋を一軒一軒訪ねてまわるなどもいいでしょう。庭園めぐり、古寺巡り、史跡めぐり、文学散歩などは、すべて知的な趣味と運動との両立として大いにお勧めできます。東京などは、都心でもかなり坂が多いですから、ちょっと歩くだけでかなりの運動量になります。

中田●『ブラタモリ』とか、『タモリのＴＯＫＹＯ坂道美学入門』の世界ですね。

井原●そうです。タモリさんは実に知的で、洗練されて、オシャレな人ですよね。タモリさんもシニアの年齢に達しましたが、暇があるとデジタルカメラをもって町を歩いているそうです。素晴らしく健康なことだと思います。

中田●すべての都会人がタモリさんのような知性と観察力をもてるわけではない。でも、都会のなかにだって注意して歩けば、隠れた名所はたくさんありますよね。

井原●そうです。そういった知的関心をもって町を歩けば、見慣れた風景が俄然魅力的な場所に見えてきます。夢中で歩いているうちに、気がつけばいつの間にか心地よい疲労を感じている。実にヘルシーですよね。

中田●今日は、「高齢化社会のヘルス・リテラシー」というようなテーマでお話を伺ってきました。話の最後にタモリさんが出てきた。この人は、私や井原さんが中学生のころは、深夜放送でしか許されない不健康な密室芸で売っていた人でした。それが、ヘルス・リテラシーというテーマの今日の対談で、最後に登場するとは、何とも皮肉です。

井原●タモリさんも若いころは不健康な密室芸、年とともにヘルス・リテラシーが上がって来て、今や、「健康の象徴」だと言えば言い過ぎかな。でも、まあ、健康だからこそあれだけ長く電波の世界で活躍できるのでしょうね。

中田●素晴らしいことですね。今日は長時間にわたってお話を伺うことができました。ありがとうございました。

井原●こちらこそ。どうもありがとうございました。

第4章
双極性障害というジョーク

浪花医科大学から若手医師が見学に

今日は、浪速医科大学から若手医師が見学に来てくれた。林正則君という三三歳の精神科医である。朝の症例検討会、午前中の外来を見学して、午後は若手医師とともに病棟の診察に同行した。そして、診療が終わった午後五時過ぎ、私の部屋で一日をふりかえることにした。

井原●今日は、うちの診察の様子、ほとんど一日フルコースで診てもらったね。
林●ありがとうございます。大いに参考になりました。
井原●今夜は都内に泊まるんだろ。
林●ええ。品川にホテルをとりました。

井原●オーケイ。だったら今日は七時からこの近くで飯でも食おうぜ。若手の連中も一緒に来るから。

林●ありがとうございます。

井原●林君、お生まれは？

林●生まれも育ちも大阪です。コテコテの大阪人ですわ。

井原●履歴書を見たよ。今、大学院生だな。指導教官は誰だい？

林●財前教授です。財前八郎先生です。

井原●ああ、財前八郎先生だね。あの財前五郎の弟さんだ。財前五郎先生は素晴らしい外科医だったけど、若死にして残念だったね。

林●五郎先生は結構昔のことですよね。八郎先生は、性格は五郎先生とはまるで正反対ですね。とても口数は少ない。大学病院でももっとも目立たない教授だと思います。ただ、研究所勤務だった時代も長くて、論文の数は半端じゃない。だから教授になったんですね。

井原●たしか、統合失調症の動物モデルかなんかをやっている人だよね。

林●ええ。今だってやっています。今は、基礎医学の生化学教授と組んでやっています。生化学の教授は理学部卒の、医者ではない人ですから、実験には厳しいんですが、財前先生も実験屋としてはバリバリですから。

井原●そういうところに、若い精神科医たちを送りこんで、博士論文を作らせようということだね。

林●そうです。僕もそこで実験動物を使った研究をやっています。

井原●ええっ、すごいね。ネズミなんかも使うの？

林●当然です。ネズミの世話は大学院生の仕事です。でも、僕は、もう大学院の四年目で、自分の研究は投稿して受理されました。その時点で、もう大学院の学位は取得できそうなので、今後、研究室の仕事は少しずつ縮小していくつもりです。来年の春からは、多分、大学の助教のポストを貰って、復帰して半年もすれば病棟医長をやらされるだろうなと思います。それまでにちょっと臨床の勉強もしておこうと思っています。

井原●なるほど。学位は大丈夫そうだね。しかし、指定医は？

林●もうとりました。大学院にはいる前に一年間、滋賀県の精神科病院に行っていて、そこで指定医症例を集めました。

井原●順調だね。じゃあ、来年は大学病院の病棟医長として病棟管理もやるんだな。

林●そうなります。

井原●何床あるの？

林●三六床です。いちおう精神保健福祉法の病棟ですけれど、開放病棟ですからあまり激しい症例は入院させられません。統合失調症は近くの連携病院に送っています。

井原●じゃあ、うつ病、双極性障害、認知症あたりが中心になるね。

林●そうです。双極性障害だってⅠ型は無理ですね。Ⅱ型ならともかく。

井原●パーソナリティ障害は？

林●境界性パーソナリティ障害ですよね。自傷行為が激しい人はちょっと無理ですね。

井原●そうなるだろうね。

林●まあ、危機介入目的で入院の必要があったって、開放病棟では無理でしょうね。

ＶＩＰのうつ病

井原●ＶＩＰのうつは？

林●時々入院してきます。その場合、精神科の病棟ではなく、最上階の病棟に入ることになります。

井原●なんだ、そりゃ？

林●病院の最上階に全室個室、全室差額ベッドの病棟があります。関西の資産家の方が入院する場合に使うのですね。フローリングもゴージャスですし、ベッドも、家具も特別仕様です。もう、一流ホテル並みです。エレベーターも別ですし、一般職員は入れません。

井原●そりゃ大変だ。じゃあ、政治家のお忍び入院なんかも、そこで受けているんだね。

林●そのあたりはシークレットなので、僕みたいな下々の人間にはわかりません。ただ、エライ人だってうつ病になりますから、そのときに誰が主治医をするのかということは、常に問題になります。

井原●どうするの？　財前先生には無理だろう。

林●動物実験で教授になった先生ですから、患者さんとのコミュニケーションがうまい人ではない。それに、インテリ患者さんにはそれなりに知的な対応が必要なんですが、うまく話を合わせることができる人ではないです。それで、一応、形式上は教授を主治医にしますが、でも、たいてい、講師や助教クラスの人間が実質上の主治医になって、教授は入院と退院のときにあいさつに来るぐらいにとどめる場合が多いです。それと、ＯＢのなかに堂島先生とか淀屋橋先生とか何人かすごい先生がいて、その先生を現在でも臨床教授という職位にしていて、いざというときに来ていただいて、その先生に診察をお願いする場合もあります。

井原●大変だね。

林●ええ。でも、堂島先生などは知名度も高いですし、お育ちもよくて、関西の財界人の間では知られている先生なので、一番信頼されていると思います。

井原●淀屋橋先生はどうなの？

林●先生は大学病院にはもうほとんどおみえになりません。淀屋橋先生は堂島先生の師匠にあたる方ですが、堂島先生が現役の准教授だった頃は、堂島先生が淀屋橋ゼミというのを月に一回ぐらいやっていました。でも、堂島先生が開業されてからはゼミはなくなりました。ただ、今は、淀屋橋先生が務めている病院で二、三ヵ月に一回、淀屋橋先生を囲んでケース・カンファランスをやっています。淀屋橋CCと呼んでいます。CCはケース・カンファランスの略ですね。

カリスマ医師淀屋橋工次先生

井原●淀屋橋工次先生かあ。有名だよね。数々の名言、珍言で知られている。「私は、診断はしません。『こころの経絡』を診ているのです」とか、初診患者さんに、ちょっと話を伺った後、「あなたはもう治ってますよ」なんて言って、相手を驚かせたりとか……。

林●ハッハッハ。今でも言ってますよ。経絡だの五臓六腑だのしょっちゅう言ってます。

井原●経絡って何だい。経絡秘孔？　それって『北斗の拳』の世界じゃん。そういやあ、「あなたはもう治ってます」ってフレーズ、「きさまはすでに死んでいる」ってのと似てるよね。

林●経絡秘孔をチョンチョンとついて、相手をやっつけるのが『北斗の拳』。淀屋橋先生も「こころの経絡」をついて、簡単に患者さんを治すんです。最小限の労力で治そうというところはありますよね。

井原●それで患者さんが、『北斗の拳』みたいに「ひでぶ!」とか「あべし!」とか言いながら治っちゃうなら、そりゃすごいよ。淀屋橋先生ってケンシロウなんだな、たぶん。

林●でも、治療のツボをわきまえるって大切なことじゃないかな。

井原●そう思うよ。治るまでのプロセスが無理も無駄もない、流れるようなものであれば、それが一番だ。でもね、実は、俺はあの先生、ちょっとダメなんだ。引いちゃうよ。本は何冊も読んだ。いいこと書いてある。でも、講演、一回聞いたんだけど、五分で耐えられなくて部屋を出た。

林●えっ、何でですか？　結構、淀屋橋先生の言っていること、先生とも似てますよ。二〇年以上前のことだけどね。

井原●そうかもしれない。

林●どのへんが引いちゃうんですか？

井原●あの語り口だな。「あのね、ボクはね、患者さんにこんなふうに話したの。そしたらね……」、おいおい、なんだ、なんだ、大丈夫か。もう還暦をすぎたオッサンだぜ。あれにゃあ、まいった、まいった。あの先生、出身はどこだい？

林●確か、和歌山じゃなかったか……。もう大阪暮らしは長いはずです。

井原●関西人なんだろ。じゃあ、関西弁でしゃべればいいじゃねえか。無理して東京の言葉しゃべろうとするから、妙なことになるんだぜ。

林●井原先生は江戸っ子ですか？

井原●いや、違う。江戸っ子ってのは、下町のことだ。俺は豊多摩郡だ。ちょい西のほうだ。狸だって出るぜ。でも江戸っ子のきっぷのいい口調をリスペクトしているから、もう幼稚園児ぐらいのころから蓮っ葉な言葉をしゃべっていたよね。でもね、大事なことは、東京の言葉には男言葉と女言葉との厳然とした違いがあるということ。これに地方出身者は気づかない。成長してから東京に出てきた人たちは、どうやら「東京語は中性語」だと誤解しているらしい。オネエっぽくしゃべれば、それで東京の言葉をしゃべった気になってるんだね。

林●でも、そうじゃないですか？　わりと東京の人たちは、女っぽい話し方みたいな気がしますけど。

井原●違うよ、違う。もともとの東京人は、絶対にこんなオネエ語なんかしゃべらない。男はキップがいいし、女も女で歯切れがいいのさ。「おきゃん」なんて言葉もあるしね。女だって、オネエ語なんかしゃべらないぜ。

林●僕の高校の同級生が東京の大学に行って、夏休みに帰ってきたら、すっかりオネエ語になってました。

井原●そうだよ。オネエ語しゃべるやつは、みんな地方出身者だ。最悪なのは駒場の東大生たちだね。やつら、みんな一様にオネエっぽくしゃべりやがる。地方からきて、精一杯東京の言葉を話そうとして、結果としてオネエっぽくなっている。精神療法家のなかにもいるね、妙に女っぽいやつが。なんかみんな、ママが子供に話すような口調なんだよ。あんなしゃべり方じゃあ、患者は退行するぞ。患者を子供返りさせて、治療的に得るものなんて何もないぜ。淀屋橋先生、地元ではどんなふうにしゃべってんだ？

林●もう、ディープな関西弁ですよ。

井原●……だろう。まあ、そのほうがいいよ。
林●でも、コテコテの河内弁なんかでしゃべられたら、ちょっと怖すぎませんか？
井原●ハッハッハ、そりゃそうだね。『ナニワ金融道』の世界だ。怖くて、どんな患者も治っちゃうよ。
林●でも、まあ、それなりの関西語でしゃべったほうが、よさそうですね、関西人は。
井原●ただ、ともかく、先生は存在自体が今の精神医学の現状に一石を投じている。それは間違いない。淀屋橋先生を批判する人たちの言い分は、もう完璧に陳腐化している。ナントカの一つ覚えだぜ。やれ「サイエンスじゃない」「エビデンスがない」「偽科学だ」って言うんだね。でも、先生は自分のことをサイエンティストだなんて、さらさら思っていない。自分のことを医者だとは思っているだろうけれどね。
林●そうですよね。自分のことを「治療者」とよく言いますね。

職業としての医者

井原●これは精神科だけの問題じゃなくて、医学全体にいえるんだけれど、医学は医学であって科学ではない。医者は医者であって、科学者ではない。医学の起源は、紀元前にまでさかのぼり、ヒポクラテス以来の二四〇〇年の歴史がある。科学の歴史はたかだか二〇〇年弱に過ぎない。職業としての医者は、歴史上最古の職業のひとつだ。新参者の科学者に、医者がこびなければならない理由なんかないよ。

林●医者ってなんでしょうね。科学者とどこが違うのか？

井原●医者という職業は、あくまで医者と患者との関係性のなかで生じる役割だ。患者がいなければ医者はいない。医者という職業の中に、最初から患者との関係性が前提されている。ここが科学者との決定的な違いだ。俺たち医者は、患者さんを対象として、認識の眼で見ようともする。けれども、その認識自体が、医者・患者関係という磁場のなかに置かれている。だから、治療にとって必要な情報はよく見えるし、無関係な情報は見えない。患者さんに語りかけるときだって、ただ病状を報告しているのではなく、その言葉のひとつひとつに患者さんがどう情緒的な反応を示すかを予想している。だから、医者というのは、患者との関係性のうえでのみ成立するロール・プレイングだ。だから、医者は役者でないといけない。患者さんとともに診察場面という名の舞台に立っている。この舞台の上で、患者さんの前で、医者としてどう立ち居ふるまうか。そのあたりが問われている。

林●本当に、そういうことを淀屋橋先生は意識しているのでしょうか？　僕が見る限り、ごくごく自然にふるまっている気がしますが……。

井原●それこそ千両役者ってことだろう。「板についている」という言い方がいいだろうね。まさに一流のあかしだ。でも、あの境地に達するまでには、かなりの修業が必要だったと思うよ。大切なことは、精神科医の仕事というものは、努力しなければ上達しないということ。

林●僕が淀屋橋先生のところへ通い始めたら、そのことを知った医局の先輩があれこれ言ってきました。「洗脳されるだけだから行くな」ってはっきり言った人もいました。「淀屋橋のやっていることは、一部の人間にしかできない名人芸だ。誰が行っても同じ結果がでるのがサイエンスだ」、そんなふうに言われました。

井原●それはサイエンスをきわめて低いレベルで考えているんだと思うよ。でも、サイエンスだって「誰がやっても同じようにできる」ものなんかじゃない。その典型が数学だ。数学はなんの努力もなしに一定のレベルに到達するわけがない。一定のレベルに達しない限り、一流の数学者の価値なんかわかりっこない。精神科医の仕事だって同じだ。小学生に一流の数学者の価値がわからないように、精神科医としての程度の低い人には、一流の精神科医の価値はまったくわからない。その「誰がやっても同じ結果」のサイエンスとやらを追求している先生は、どの程度の大先生なんだい？

林●神経薬理学が専門の先生です。

井原●精神療法なんかはどうなんだろうね？

林●まったく興味がないようです。診察室に薬の教科書を置いて、それを見ながら治療しています。

井原●「治療している」というより「処方している」だけだろうな。でも、そんなに精神療法に無関心なら、「通院精神療法」だの「入院精神療法」だのの診療報酬を請求する資格はないね。でも、請求しているんだろう。

林●もちろんです。

井原●精神療法に懐疑的な精神科医だって、「精神療法」名義の診療報酬は請求している。やっぱり背に腹は代えられない。収入は得ないといけない。でも、情熱もないし、勉強する気もない。しかし、どうして精神療法だけが、こういう怠け者に媚びなきゃならないんだろうね。「精神療法」で金をとるつもりなら、努力ぐらいしろよ。患者さんに対して、深くかかわる努力をしないと精神療法は上達しない。昔、高校生のころ漱石の『こころ』を読んだとき、まあ、退屈で耐えがたかったけど、「精神的に向上心のないものは馬鹿だ」ってフレーズだけは、やたら記憶に残っている。しかし、まあ精神療法に向上心のないやつは漱石の言葉を甘受すべきだろうね。

林●それを言ってしまえば、そんな人は日本中いくらでもいますよ。

井原●特に大学病院に多いね、残念ながら。

林●開業医だってそうでしょう。

井原●この点は、保険診療という制度の問題もある。サービスの実質価値にかかわらず同一の価格が設定されている。そのナントカ先生の診察だって、淀屋橋先生の診察だって、得られる収入は同じだ。となると、当然の結果として、サービスの供給側に質を改善しようというインセンティブが働かない。ナントカ先生だってそうだろう。こうして精神療法に向上心のない精神科医が大量発生する。

林●骨董屋はまがい物だって高い値で売れると思えば、どんどんまがい物を売る。買う側は、偽札だって本物と同じように使えるとわかれば、偽札ばかり使う。

井原●その通り。「悪貨が良貨を駆逐する」ことになる。経済学でいう「グレシャムの法則」そのものだよね。

天才かイカサマ師か

林●そう思います。ある意味で淀屋橋先生くらい常に向上心を持っている人はいないと思いますけど。

井原●でも、先生、威張らないところがすばらしいじゃないか。それに、淀屋橋先生には、「サイエンスじゃない」だの、「エビデンスがない」だの、「イカサマ師」だのって外野の声は届いていると思うよ。

林●そうです。でも、先生は「イカサマ師」扱いされることをそんなに嫌がっていない感じですよ。講演なんかでは、「世間ではイカサマ師といわれている淀屋橋です」なんて平気で自己紹介していますから。

井原●先生はそういう怪しげな医者を自らもって任じているところがあるよね。

林●そうです。だから、逆に、信奉者たちが「カリスマ医師」としてまつりあげようとするのをかえって嫌がっています。講演会では、たいてい座長の人は淀屋橋先生を天才扱いしたりして絶賛するんですけど、そういう座長のときはきまって「経絡」だの「妖気」だの「なんとかリング」だのって妙なことを言うわけです。

井原●もう、最初からウケることを狙っているね。「皆さん、そろそろ私のことをイカサマ師だと思い始めた頃でしょう。その通り！　私は皆さんが想像するとおりのイカサマ師です」と言わんばかりに、きこえよがしに「経絡」だの「妖気」だのって言うわけだ。

林●そうです。人から褒められるのがこそばゆくてしかたなくて、その一方で人を楽しませたいという思いは人一倍ですから。

井原●なるほどね。もう、エンターテイナーに徹してるわけだな、あのおじさんは。すばらしいじゃないですか。淀屋橋先生には、もうこのままオカルト路線で突っ走ってほしいね。何せ先生は、イカサマ師はイカサマ師でも、超一流の、「国宝級」のイカサマ師なんだからね。

林●そうですね。誰か文部科学省に淀屋橋先生を「人間国宝」に推薦するように言ってほしいですね。でも、最近はご高齢になられて、淀屋橋ＣＣも休会になることも多いです。

井原●先生のご指導を受けられるのも今のうちかもしれないね。

外来症例のカンファランス

林●今朝のカンファランスに出てみて驚いたのですが、外来症例のカンファランスをやっていましたね。しかも、これを毎日やっているという。こんなことをしている大学病院はほかにないんじゃないでしょうか。

井原●そうだろうね。どこの大学の医局もカンファランスは、週に一回。しかも、入院症例に限定している。外来の症例について議論する場はまったくないね。うちは、毎朝、外来患者さんのカンファランスをやってる。しかも、今日、これから来る患者さんに関してのカンファランス。今日の診察をどうしのいでいくか、そういう意識でやっている。だから、みんな緊張感をもってカンファランスに参加している。眠っているやつなんていないよ。

林●症例はどうやって選ぶんですか。

井原●それは、各主治医が自分なりに困っているケースとか、初診後二回目、三回目のように治療がまだ軌道に乗っていないケース。あとは、自殺未遂の既往のある患者とか、治療が膠着状態に陥っていて、何らかの打開策が必要なケース、それと、主治医がいないときに予約外で突然やって来るとか、時間外に興奮して来るみたいなケースで、みんなで情報を共有しておいたほうがいいケースとかだね。

林●スピーディでしたね。

井原●そうだよ。わずか三〇分で、各主治医からあがってきたケースを一〇から一五例ぐらい議論するわけだから、一例あたり一、二分だ。だから、プレゼンテーション二〇秒。議論は一分。でも、目的はとりあえず今日の外来面接をうまくこなすことにあるから、それ以外の無駄な議論はしない。

林●若手の医師は、どうやって準備しているんですか？

井原●前の日にカルテを読み込めば十分だと思う。それもこれまでの診察の流れからいって、明日の面接ではどんなことが話題になりそうか、こちらから何を話題にしていくべきか、相手がどんなレスポンスを返してくるか、そういうことを意識しながら読むわけだ。

林●かなり実践的ですね。

井原●その通り。そもそも、精神療法の教科書には些末なお作法ばかりやたら詳しく書いてあるけれど、肝腎のことは書いていない。「外来診察の前に、十分準備しろ。面接の流れを予想せよ」なんてどこにも書いていない。でも、これが一番大切なことだよ。こういう準備なくしては上達はない。

林●僕の友人が外科医なのですけれど、手術の前日は手術書を読み込むそうです。それも、新人のころは解剖学的なことをイメージするので精一杯ですけれど、経験を重ねるうちに手術自体の進捗をイメージするようになるそうです。

井原●そうだろうね。プロ野球のバッテリーは、試合の前日は相手チームの打順を予想して、ひとりひとりをどう打ち取るか、そのための投球を一球一球どう組み立てるか、そして二七のアウトをどうとるか、そういったことをシミュレーションするらしい。精神科医の面接も同じだと思うよ。

林●具体的にはどうすればいいんですか。

井原●今は、電子カルテの時代だから予習は楽だよ。カルテを取り寄せたりする必要はない。明日の日付で予約が入っている患者を検索して、上から順に電子カルテを開いていけばいいだけだから。

面接の流れを予想する

林●それを面接の流れを意識しながら読むわけですね。

井原●その通り。一人一人のカルテを読みながら、面接の組み立てを考えるわけだ。明日の面接では、どこがポイントになりそうか。どこを患者は求めてくるか。それに対してどのように言葉を返していくか。学校の問題とか、職場の問題とかの、「今、ここ」の問題を議論して、ソリューションを考えなければならないのに、患者さんは現実に向き合いたくないから、直接関係ない過去のことを持ち出してくる場合がある。そうやって診察の流れが思いもよらぬ方向に向く場合がある。そういうとき、どう対応すればいいのかとかは、考えておかないといけない。

林●具体的にはどういうことですか。

井原●そうだね。ひたすら自虐的な繰言に終始するとか、現在の職場不適応の問題に向き合う代わりに、少年時代の実父からの叱責やトラウマ体験を持ち出すなどだね。現実を見つめることが怖いと、いきなりはるか昔のことに話題を飛ばしてしまうわけだ。でも、そんなこと、今この場で簡単に解決するわけないじゃないか。絶対に解決できない昔の問題を今頃持ち出してきて、そのわりにちょっと努力すれば解決できるはずの、「今、ここ」の問題から目をそらしてしまうんだね。こういうことは、十分あり得る。面接の前に想定しておかなければいけない。そして、つねに面接の流れを軌道修正することを考えていないといけない。

林●ちょっと僕もそこまでは考えていないですね。

井原●でも、こういうことを想定して、事前に対応策を考えておかないと、当日になって柔軟に対応できるわけでもない。気が付いたら、面接の主導権を相手に奪われてしまって、今日の面接で何を問題にすべきだったのかわからなくなる。まったく不毛なトラウマ物語を延々と聴かされるだけで終わる。時間はやたらかかる。建設的な解決策なんて出ない。次回の面接につながりそうな、「今日の結論」にもっていくことができない。無意味な面接のために何十分も費やした。患者もこっちも徒労感だけが残る。

林●どうすればいいんですか？

井原●「…はい、…はい、…はい」と気のない相槌ばかりを打って、聴いているふりをするというのが一番いけない。思い切って、「ちょっと待って。今、この問題を議論しても仕方ないと思いますよ。本題に戻しましょう」と言えばいいのさ。でも、なかなかその勇気はないだろうね。そういうのは、指導医たちの陪席について、彼らがどのタイミングでこういう軌道修正の一言を繰り出してくるのかを見ないと。

林●そういう目でこれまで陪席についていなかったので……。

井原●そうだろうね。指導医の陪席につくときに、面接がうまく流れているところでは、そんなに学べるものはない。むしろ、面接の流れが滞ったり、妙な方向に行ってしまったり、患者が感情的な反応を示してきたときに、経験のある精神科医がどうやって面接を軌道に戻すか、どのタイミングで、どんなふうにリカバリーショットの一言を出してくるかが見どころなわけさ。

林●なるほど。面接というのもダイナミックなものですね。

井原●そうだね。精神科医の仕事は、どの科よりも格闘技に似ていると思う。患者さんとの間で丁々発止のやり取りが行われている。面接の状況は時々刻々と変わる。そのなかで、患者も瞬間瞬間に判断しながら、言葉を繰り出してくる。こっちも、それに応じて、瞬時に対応しつつ、面接の流れを何とかして建設的な方向へと向けようとする。こういった綱引きが医者と患者との間で行われているんだね。患者さんはエキサイトする場合だってあるし、取り乱して泣き出す場合だってある。そういう小さな波乱があることは、俺たちにとっては最初から想定済みだけれど、要は、そういう偶発事にも関わらず、面接の大きな流れを見失わないようにすることだと思う。

林●必ずしも偶発事とはいえないこともあるのではないですか。

井原●もちろん。思いもよらぬときに、幼少期の性的外傷のことが持ち出されるということはありえる。ただ、その場合も、その話題を今、議論すべきかは考えないといけない。「その問題は極めて重要だ。だからこそ、今日のように混乱した状況で話題にするのはやめておきましょう。少し、落ち着いてから、ゆっくり腰をすえて話し合いましょう」と言えばいいのだと思う。大切なことは、「その問題に私は強い関心を持っている。しかし、今はそれを取り上げるべきではない」という二つのメッセージを明確に伝えることだろうね。

林●しかし、「面接の流れを予想しろ」と言ったって、そんなものやってみなければわからないでしょう。

課題を中心に面接を展開させる

井原●いや、そんなことはない。だって、前回の診察の際に、患者にいくつかの課題を課しているはずだ。それを中心に今回の面接を展開させればいいんだよ。

林●課題って、認知行動療法の「ホームワーク」のようなものですか。

井原●そうだね。でも、あれほど面倒くさいものでなくていい。たとえば、初診時であれば、うつ状態でやってくる患者は生活習慣が乱れている。だから、「次回外来までに『睡眠日誌』をつけましょう。七時起床、二三時就床のリズムで過ごしましょう。朝、夕の二回ウォーキングをして、体力を維持しましょう」というようなことを言うわけだ。そして、次回の外来では、その課題について単刀直入に尋ねる。「睡眠日誌つけましたか?」「七時、二三時のリズムはどのくらいできました?」「朝夕のウォーキングはどうですか?」と尋ねるわけだ。

林●そんなにスムーズにいくものですか?

井原●そのためには、こちら側の準備が必要だよ。まず何といっても、初回のカルテの最終行に、本人に課した課題を明確に記録に残さなければいけない。二回目の診察の際には、そこを見ながら順次、質問していくわけだ。初回カルテの最後の数行と、二回目カルテの最初の数行とが一対一対応するぐらいじゃなきゃいけない。

林●しかし、精神科の面接というものは、そんな風にコントロールするものでしょうか。まず、病歴を詳しく聞く。そして、本人の心のテーマを傾聴、支持、共感する。そう教科書には書いてありますが……。

井原●傾聴して、支持して、共感すればそれで患者が治るならば、プロの精神科医は必要ないだろう。傾聴・支持・共感なんてやつは、素人の傾聴ボランティアのためのものだろう。

林●ただ、初回面接のようにある程度患者さんの言いたいことを言わせた方がいい場合もあるでしょう。

井原●そうだね。傾聴・支持・共感は、患者さんとの信頼関係を作るときの最初のきっかけにはなる。しかし、けっしてそこにとどまってはいけない。患者さんは今抱えている問題を解決しようという気持ちとともに、その問題から回避しようという気持ちもある。

職場のメンタルヘルス

林●特に、職場復帰の話なんかそうですよね。

井原●その通り。でも、初診時においてすら、いきなり復職の話をしなければならない場合だってあるよ。たとえば、初診に先立って、内科のかかりつけ医の診断書か何かで「一週間の自宅療養の必要がある」としてあって、それで会社を休んでいる。それが、うちに初診して、三日後に診断書の療養の期限が切れるなんて場合だってあるだろう。

林●そりゃ大変ですよ。どうするんですか。まさか、いきなり仕事に戻すわけにはいかないでしょう。

井原●いや、そんなことはない。精神科を初診するまでの四日間にすでに十分な睡眠がとれていて、身体的には疲労困憊状況から抜け出されている場合だってある。その場合は、診断書で指定した期間が切れるとともに復職させたっていい。ただし、条件を付けた診断書を新たに発行する。そして、「付記：「平成〇年〇月〇日より、職場復帰可能」。ここに三日後の日付を記すだろう。

ただし、①職場側の安全配慮義務として職場復帰後一か月は時間外労働を控えること、②本人側の自己保健義務として、七時間以上の睡眠が確保できるよう、定時起床・定時就床を励行すること」というような条件を記せばいい。

林●本人が「まだ、とても職場にもどる気にはなれない。せめてあと一ヵ月は自宅療養したい」と言ったらどうします？

井原●診断書ってのは、患者さんに言われたとおりに書くものではない。それに患者さんは、自宅療養することにはメリットだけではなく、デメリットだってあるということをわかっていない。だから、「本当にあと一カ月も休んでいいのか」と聞く必要はある。

林●デメリットといいますと？

井原●風邪で二、三日休む場合と、メンタルで二、三ヵ月休む場合とでは、会社のとらえ方が違う。一週間なら、その間は年次休暇を使って労働者の権利として休むことができる。そして、十分眠って英気を養い、気力が戻ってくれば、自分の意思で堂々と職場に戻ればいいわけだ。ところが、これが一ヵ月以上の休職となると、簡単にはいかない。

林●会社にもよると思いますけど。

井原●そうだね。会社にもよるし、お役所と民間企業では違うだろう。でも、たいていは一ヵ月を超える休職となると、事態は人事部の管轄に移る。こうなると、自宅療養は労働者の権利というよりも、事業者側の安全配慮義務、つまり、事業者側の管理責任として、いわば事業者が従業員に休職を命じる形になる。

林●いわば、強制的に休まされるわけだから、自由に職場に戻れなくなるわけですね。

井原●そうだね。強制的というと表現がきついけれどね。たしかに、年次休暇は労働者の裁量によるものだが、休職となると事業者側の命令だ。こうなると、もはや、本人の意思では簡単には復職できないお膳立てが整ってしまう。それで本人も「すっかりその気」になってしまう。「うつ病患者としての自覚と責任」が芽生えてしまうんだね。それで「じっくり治そう」「完全に治るまでは、会社にはいかないようにしよう」と思ってしまうわけだ。

林●それは、会社の制度上の問題ですよね。

井原●そう。会社の制度というものは融通が利かない。でもその結果、本人の復職への意欲はそがれるよね。

林●たしかに、自宅療養すると最初はストレス状況から避難できるとか、睡眠により疲労の回復が得られるとか、気持ちの整理がつくとか、会社が職場や仕事の調整をしてくれるなどがありえるでしょう。でも、長くなればそうとも言えませんね。むしろ、不安ばかりが大きくなるかもしれません。

井原●そう。メリットは短期間のうちに頭打ちだ。デメリットだけは期間に比例して増大していく。業務遂行能力は落ちる。体力も落ちる。同僚も上司もあてにしなくなる。顧客は離れる。これはまずい。ホワイトカラーの仕事は、かなりの部分、ビジネスパーソンと顧客との信頼関係で成り立っている。それが損なわれれば、致命的だろう。いたずらに復職時期を先延ばしすべきでないと思うよ。

林●でも、医者の側でそろそろ復職させるべきだと思っても、患者さんの側にうつで働けなくなる直前の心の整理がついていないとか、今、復帰したらちょうど一年で一番の繁忙期にあたってタイミングが悪いというような事情がある場合だってあるでしょう。

井原●その場合、まずは遠くない先に復職時期を決めてしまうことだ。そして、それまでの期間をリハビリテーションの時期として位置づける。患者さんにもそういう意識付けを行う。そして、復職日から逆算して復職まで何をするかを話し合うわけだ。

林●たとえば、一か月後に復職するとして、具体的にはどうします?

井原●患者と話し合いながら、会社に提出する診断書を一緒に書く。たとえば、こんな感じだ。「一ヵ月後の復職を目指して、次のようなリハビリテーション・プランを提案するので、職場にてご検討いただきたい。①復職を前提とした時刻に起床・就床すること。具体的には、午後一一時から深夜○時までに就床、七時までに起床。ただし、休日は二時間以内の朝寝坊は可とする。②朝食後三○分、夕食前三○分のウォーキングを通勤シミュレーションとして行う。一日の目標歩数を七○○○歩とする。③人事担当者とともに復帰日以降の就業時間・勤務内容等の具体的な話し合いをもち、また、御社産業医との面談を行い、復職日までの具体的な職場復帰支援プランを作成する」などと記すわけだ。

林●かなり細かいですね。

井原●そこまでしないと会社側は積極的に動かない。特に重要なのは、産業医面談の日程を早めに組むように会社側にプレッシャーをかけることだ。

林●産業医というものはつかまりませんよね。

井原●その通り。ところが、その産業医面談というものを復職の必要条件にしている会社がある。そういう会社にかぎって産業医は月一回しか来ない。これで予定が狂って、復帰日が先延ばしになっていくわけだ。肩透かしが続くから、本人の意識を高めていくことがとても難しい。

復職のためのプランニング

林●復職の際は何を参考にしたらいいのでしょうか。一応、厚生労働省と中央労働災害防止協会が発行した『心の健康問題により休業した労働者の職場復帰支援の手引き』というものが出ています。二〇一〇年に改訂版が出ました。

井原●そう。でも、あの手引きでは労働者個人に即した復職プランは、「どうぞおたくでやってください」という感じだね。

林●たしかに、一人一人に応じてどのような復職プランを考えるべきかについては、『手引き』は参考にならない感じですよね。

井原●それに困ったことに『手引き』は、職場復帰までにすべきことを段階別に記している。一つ一つのステップを順次踏んでいって、先へ進めるかのようだ。でも、実際はそうではなくて、同時進行に行っていくべきだと思う。それなのに、『手引き』によれば、職場復帰までには〈第1〉病気休業開始及び休業中のケア、〈第2〉主治医による職場復帰可能の判断、〈第3〉職場復帰の可否の判断及び職場復帰支援プランの作成、〈第4〉最終的な職場復帰の決定の、4ステップを踏むとされるんだね。特に困るのが、職場復帰支援プランの作成が、主治医による判断と産業医による判断のあとに来ていること。これだから、いたずらに復職が遅れるわけだ。

林●どういうことですか。

井原●職場復帰支援プランは、休職した直後から、それどころか大げさに言えば、休職させる前に概略は考えておかないといけない。そして、患者さん本人にそのことを意識付けさせないとね。つまり、自宅療養というものは、出口を作ってから入口を作らないといけない。はいってから後から出口を作ろうとすると、なかなか抜け出せない。休職させるときから、いつ頃、どのようなタイミングで復職し、それまでどのようなリハビリテーションを行うべきかといったプランは考えておかなければいけない。そして、そのことを本人に伝えることだ。

林●それは本来主治医の仕事ではなく、事業者側の、あるいは、産業医の仕事でしょう。

井原●その通り。『手引き』にもその点は明記されているね。でも、職場復帰支援プランの作成に慣れている会社なんて、あるものではない。まして、月に一回しか来ない産業医で、そんなことをルーチン業務のようにやっている人はいない。そもそも、『手引き』だって満足には読んでいないだろう。

林●読んでいないといえば、僕だって真面目には読んでいませんよ。だって読んでもどうすればいいかわからないから。

井原●そうだね。『手引き』には本当に大切なことは書かれていないね。結局は、会社にも、産業医にも頼らないで、精神科の担当医が自ら作らなければならないだろうね。でも、難しいものではない。たとえば、フルタイムでの復帰を四週間後に控えているとするだろう。そうしたら、第一週は、七時間睡眠、定時起床・就床、朝夕二回のウォーキングだけをさせる。第二週は、それに加えて、午前中四時間の時間限定勤務をやらせてみる。そしてその週の後半に外来予約を入れて、半日勤務での疲労度を評価する。いけそうなら、第三、第四週は午前四時間、午後二時間の六時間勤務にして、後半に外来予約を入れて、疲労度を見る。そして、その結果を早めに会社と産業医に伝えればいいだろう。ともかく、大雑把でいいのでこんなプランを作って、それを早めに会社の人に見てもらう。そして、「このプランで御社での業務を調整してほしい」という旨を診断書に記せばいいわけだ。

林●会社が了承しなければ……。

井原●そのときは、「どうぞ御社のほうで独自にお考えください。そもそも、職場復帰支援プランを作成することは、事業者側の安全配慮義務に含まれていますよ。どうぞ、御社のほうで責任をもってご作成ください」となるだろうね。

林●よく勤め先から言われるのは、「完全に治ってから復帰してください」というもの。これにどう対応しますか？

井原●「そんなことできるわけがない」といって返せばいい。起業するときに、「絶対に倒産しない」保証を作ってから起業するなんてありえない。企業の経営というのは、常にリスクをはらみながら前進していくもの。職場復帰だって同じだ。常に多少のリスクをはらんでいる。でも、そのリスクがどの程度かを見積もるためにこそ、事前に時間限定のリハビリ勤務をやらせるわけだろう。特に四時間勤務、六時間勤務等をやらせてみれば、実際にフルタイムでカムバックしてみてどういう事態が起きうるかは十分予想がつく。復職後に再度悪化するリスクがあるとすれば、それがどの程度かということは見積もることができるだろう。

診断書の書き方

林●なるほど。で、朝のカンファランスの話に戻しますが、いま言ったようなことも、朝のカンファランスでは話すのですか。

井原●そうだよ。特に新人のうちは、会社に提出する診断書の書き方もわからない。診断書というものは、会社にたいして一定のプレッシャーをかけるために書くわけだから、それなりに戦略をもって書かないといけない。その場合、まあ、私が試案をカルテに書き込むわけだ。

林●診断書の文言をですか。

井原●そう。診断名は、主治医のつけた診断でいい。勝負どころは「付記」をどう記すかだ。あそこには結構なスペースがある。電子カルテでフォントサイズを9とか10にすれば、かなりの内容を書き込むことができる。だから、電子カルテに下書きを書いておくわけだ。

林●それはありがたいですね。先生の書いた下書きをコピーして、実際の診断書にペーストすればいいわけですね。

井原●そうだね。実際の診断書を書くときに、自信がなければ、診察の合間に私のところに持ってきて一言いえばいい。私が、まだ問題ありと思えば、小訂正して、「ここをこう直せ。あとは自分の署名をして発行せよ」と指示する。私としても、朝のカンファランスで話題になったケースなら、ああ、あれかと思うから、判断もしやすいし、書き直しもすぐできる。

双極性障害の治療

林●職場復帰の話がでたところで、ここで話題を変えます。今、ちょっと困っている双極性障害の患者さんがいて、この機会に先生のご意見も伺ってみたいと思いまして……。

井原●ああ、いいよ。入院のケース、それとも外来？

林●外来のケースです。入院したこともあって、その当時は指導医の眼があったのでよかったのですが、外来に移ってからはすべて主治医任せになっていて、困ったときに誰も助けてくれません。

井原●でもうつ病や双極性障害の患者は、退院してからが本当の勝負だ。家庭内の葛藤や、職場のストレスなどいろいろある。そういったストレス状況下で、それにもかかわらず、大崩れさせないようにはどうしたらいいか、それが外来精神療法の課題だ。

林●では、症例報告風にいきます。有名私大を卒業後、政府系金融機関に就職。三年後にうつ状態になりまして、三ヵ月休職してます。その後、大阪支店に転勤。現在、三一歳で、ここ半年間休職中です。東京の大学病院では「うつ病」の診断。浪速医科大学病院に移ってからも当初は「うつ病」と診断されてましたが、一年前に二ヵ月入院したときに、主治医交代と同時に指導医の病棟医長が「双極性障害」と診断変更。退院後、しばらくは入院当時の担当医が主治医を務めていましたが、一ヵ月前に転勤しました。それで、新たに僕が主治医になったというわけです。

井原●うつ病から双極性障害への診断変更かあ。このとき医局ではどんなディスカッションがあったの？

林●入院中でしたので、症例検討会で診断については激しく議論されました。

井原●うーむ。「あなたは『うつ病』ではありません。『双極性障害』です！」かあ。この誤診宣言、どう考えたらいいんだろうね。

林●病棟医長としては、「浪速医大に来て診断を正しく改めた」という決意だったんだと思います。

井原●で、それで治療は？

林●薬物療法の方針がガラっとかわりました。それまでは、SSRIとSNRIが主剤で、なかなか効かないので次々に入れ替えていました。それが診断が変わってからは、ムードスタビライザーが中心になりました。

井原●具体的には？

林●リチウム（商品名：リーマス）、カルバマゼピン（商品名：テグレトールなど）、バルプロ酸（商品名：デパケンなど）、それにラモトリギン（商品名：ラミクタール）といったところでしょうか。

井原●それで、よくなったの？

林●少なくとも躁状態のような軽はずみな行動はへりました。以前はイライラして、外来の待合室でほかの患者さんと口論したり、窓口で「いつまで待たされるんだ！」といって怒ったり、とにかくトラブルメーカーでした。でも、リチウムがはいったあたりから、そういう単純なトラブルは減りましたね。

井原●で、今、外来ではどんなことを。

林●処方を整理しないといけないと思っています。まだ、抗うつ薬がダラダラ続けられていて、分3のトレドミン（一般名：ミルナシプラン）とか、寝る前のデジレル（一般名：トラゾドン）とか。

井原●そうだね。まあ、外来に来るたびに少しずつ変えていってもいいかもね。で、仕事は？

林●今、休職中です。

井原●なるほどね。まあ、これだけヘビー級の処方じゃあ、仕事はとても無理だね。

林●まずは処方を整理しないといけないでしょうね。

「うつ病」から「双極性障害」への診断変更

井原●そう思う。それと、『うつ病』って診断して、治らなければ、『双極性障害』に診断変更」かあ。これって最近のはやりだよね。

林●そのようですね。でも、まあ、ＳＳＲＩでは鎮静できませんし……。

井原●できないね。でも、私は思うけど、双極性障害への診断変更って、要するに薬剤変更の合図だよね。それで本当に患者さんが救われるのかなあ。

林●抗うつ薬よりはましだと思いますけど。

井原●たしかにそうかもしれない。でも、この診断変更のロジックって、私には奇妙奇天烈に映るけどね。

林●……といいますと？

井原●「うつ病」じゃなくて、「双極性」っていう場合の「双極性障害」は、「双極Ⅱ型障害」だよね。

林●ええ、そうです。双極Ⅰ型でなくて、Ⅱ型。

井原●では、双極Ⅱ型とは何か。

林●Ⅰ型は、うつ＋躁、Ⅱ型はうつ＋軽躁。ここの違いですよね。操作主義診断によれば、躁状態が七日をこえればⅠ型、七日に満たないが、四日を超えればⅡ型、ということになります。

井原●たしか、そうだったよね。でも、七日も根拠なんかないけど、四日というのも変だよ。そもそも、四日ぐらい昂ぶった状態なんて、誰にでもあるからね。

林●井原先生は、昨今の双極性障害ブームに警鐘を鳴らしておられますよね。

井原●そうだよね。まあ、いつの時代にも、精神医学のなかには、突然ふってわいたような奇妙なロジックがあった。最近の診断をめぐる議論のなかで最大のジョークが、双極性障害をめぐる論法だろうね。

林●でも、実際に昂ぶった時期と、落ち込んだ時期を繰り返していますよ。

井原●そう。でも、それって、ある程度は自然なことだろう。双極性障害のなかでも、いわゆるⅠ型は、ホンモノの病気だよ。躁とうつとが理由もなく、勝手に繰り返している感じでね。これは、昔、躁うつ病と呼ばれたものだよね。双極Ⅰ型が病気であるということには、異論はない。でも、問題は、双極Ⅱ型、つまり「躁うつ病もどき」だね。これって、最近大量発生しているけれど、大丈夫かね。気分安定薬売りたい会社が御用学者使ってはやらせてんじゃねえかなあ。

林●たしかに、うつ病ブームのときと同じ、不自然なものを感じますよね。

井原●この手の患者さんは、気の毒だと思う。気の毒な理由は、そもそも、「うつ病ではありません。双極性障害です」と言われる人たちは、例外なく薬漬け医療の犠牲者だろう。それで、誤診を正すはずの「双極性障害」って病名、これで本当に患者さんに福音がもたらされるのか、はなはだ疑問だね。

林●もたらされてほしいですが……。

井原●薬漬けの薬剤がＳＳＲＩから気分安定薬や抗精神病薬に変わるだけじゃないか。相変わらず薬漬けだよ。

林●薬が変更になることで、治療の方向は変わるとは思いますが……。

井原●そうだね。それまではＳＳＲＩで気分を上げることを考えていた。今後は、それが気分安定薬や抗精神病薬で気分のアップダウンの振幅を小さくしようという方向に切り替わるわけだね。

林●そのほうが妙にはじけることがなくなるからいいでしょう。抗うつ薬でうつの治療をしていたときには、慎重に行っていても、どこかの時点で患者ははじけるというか、妙に高揚した感じになっていました。この点にはリスクがあったと思います。衝動的なことをやってしまうもので。

井原●ただ、どうだろうか。そもそも、このタイプの患者さんは抗うつ薬を使わなくても治るような、軽度のうつ状態だった可能性が高いのじゃないかなあ。

林●つまり、最初から薬物療法の対象ではなかったはずだというのですね。

井原●そう。それなのに、精神科医たちは、十把一絡げに「うつ病です。抗うつ薬で治ります」「医師の指示通り服用してください。勝手にやめないでください。半年から一年は飲み続けてください」などと言う。そして、通院するたびに、訴えに応じて薬が追加される。

林●それで治らないと、あげくのはてに、入院や電気痙攣療法を勧められたりもしますよ。

井原●そうだね。で、そんなある日、夜遅くまで起きていたり、音楽に合わせて踊ってみたり、イライラしてご家族や友達と口論したり、少し元気が出て、気前よく買い物したりなどする。そして、そのことを主治医に話すと、それまで眠ったような顔をした医師が突然目を光らせ、おごそかにこういうわけだ、「あなたはうつ病ではありません。双極性障害です」とね。

林●それで抗精神病薬もしくは気分安定薬が処方されると……。

井原●そう。しかも、かつて抗うつ薬を勧めたときと同じ口調で、「この薬を飲んでください。私の指示通り服用してください。勝手にやめないでください」などと言うわけだよ。しかも、ドクターは、いかにも得意げに「今まで双極性障害が見逃されていたのです。よかったですね。もう大丈夫です。安心してください」、そんなふうに語るわけだ。

林●大丈夫でしょうかね、そんなに患者さんに自信ありげに語って……。

井原●いやいや、はなはだ心配だね。「うつ病」だろうが、「双極性障害」だろうが、いずれにしても同じことだ。「すべての道は薬漬けへと至る」、残念ながらこれが今日の精神医学の現状だろう。

気分変動は病的ではない

林●うつにしても、気分のアップダウンにしても、どこまでが正常範囲で、どこからが病気なのかの判断は難しいですね。

井原●そうだね。そもそも気分変動自体は、ある程度までなら「病的」とはみなせないと思う。

林●それは、うつだってある程度までなら感情の正常な反応であることと同じですよね。

井原●そうだね。気分変動は、それ自体正常な生理反応だと言っていいと思う。そもそも生体というものは、恒常性を維持しようとするところがある。だから、右に触れたら、それを戻そうとする。反動がついて、ちょっと左に振り返す。酸・塩基平衡だってそうだ。アルカローシスに傾けば、その後、一時的にアシドーシスになることもある。アルカローシスとアシドーシスの間を往復する。同じことは、軽うつと軽躁との関係にもいえる。往復することは生理的な現象だよね。

林●それが持続するなら病気ということにはなりませんか？

井原●そうだね。ただ、軽うつも軽躁も、多くは一過性にとどまるから、長期にわたる薬物療法は必要ないだろう。軽うつに対して抗うつ薬の長期投与は必要ない。同じことは軽躁についてもいえるだろう。薬物療法は必須ではないと思うよ。

林●では、どういううつには薬が必要か。どういう躁には薬は必要か。

井原●抗うつ薬が必要なのは、重度のうつ状態で、口もきけない、食事ものどを通らない、トイレに行くことすらつらいようなタイプだろうね。「大うつ病」のなかでも重症例だ。躁状態については、薬物療法の対象とすべきは躁うつ病（双極I型）だね。こちらは必要だと思う。精神病に近づけて考えるべきだと思う。

林●双極Ⅱ型はどうですか。双極Ⅰ型は、うつプラス躁、これに対して双極Ⅱ型はうつプラス軽躁。両者の違いは躁状態のときの重症度の差です。こちらはどうでしょうか？

井原●軽率な薬物療法は、事態を悪化させるだけだと思うな。

療養指導なき薬物療法の弊害

林●糖尿病の薬物療法も治療をしていくうちに、血糖値が急上昇と急降下を繰り返すようになることがあります。血糖のコントロールも、先生がさきほどおっしゃった生体の恒常性維持機構ですので、それが破たんすると当然、乱高下状態となります。同じことが躁とうつの反復についてもいえるだろうとおっしゃるわけですね。

井原●そうだね。軽うつが薬物療法でこじれたように、軽躁も薬物療法でこじれる結果となるだろう。

林●抗うつ薬も気分安定薬もどちらも生体の恒常性維持機構自体を再建するものではない。下がったのを上げるとか、上がったのを下げるとかいった、いわば一方向性の薬剤ですよね。

井原●そういうことになる。では、問題は生体の恒常性維持機構自体をビルドアップするにはどうしたらいいのか。つまり、生体に内在する気分安定維持機構をいかにして再建していくかだろうね。

林●そこに薬物療法に限定しない、療養指導の入り込む余地があるということですね。

井原●そうだね。気分変動は本来は自然な現象だ。ところが、その振り幅が極端に大きくなるとすれば、そこにはかならず理由がある。それは、気分の変動とともに変動する生理学的な指標に注目すればいい。

林●睡眠ですね。

井原●その通り、気分の変動があるとき、そこに一〇〇%、例外なく睡眠リズムの変動がある。具体的には睡眠時間の長短。たとえば、四、五時間しか眠らない日が続いたかと思えば、その後、一〇時間を超える睡眠をとったりする。そんなふうな睡眠時間の日によっての長短の振り幅が大きくなっている。そして、ある程度はその結果でもあるけれど、睡眠相、つまり、何時に眠りに入り、何時に目覚めるかのパターンが、前後に大きく動くわけだね。これは起床時刻の前後差を見ればいい。

林●平日は六時起床で、休日は一一時とか。

井原●そうだね。さらにそこに付け加えるとしたらアルコールだ。双極性障害Ⅱ型には、アルコール依存が併存している場合はきわめて多い。依存というレベルにまで達していなくても、アルコールが気分のアップダウンの振幅を大きくしている可能性はある。アルコールは睡眠の質を損なう。だから、七時間眠っていても、実質睡眠不足になっている場合がある。そして、不足分を補うように、土日に長く長く眠るわけだ。つまり、アルコールが睡眠時間の長短をもたらして、それが気分変動を増幅するというわけだね。

林●そのへんの生活習慣の指導は大切だと思いますが、あまり臨床場面では重視されていませんね。

井原●されていないね。残念ながら精神科医の多くは、ただ薬を出す。生活習慣の変化に着目しない。そもそも、精神科の薬物療法は「完全断酒」が原則のはずなのに、そのことを指導しない精神科医もいるよね。

林●まして、睡眠時間の確保だとか、起床・就床時刻を一定にせよとか、そんな具体的な指導をする精神科医はまったくもってまれです。

井原●でも、抗うつ薬だって、四時間しか眠らない人のうつやイライラを治すことはできない。気分安定薬だって、起床・就床時刻がてんでばらばらの人の気分を安定させることはない。

林●酒と一緒に飲んで効果の出る向精神薬は皆無です。そもそもデータだってありません。

井原●そう思うよ。だから、生活習慣に介入することなしに、ただ薬物療法を行えば、うつ状態はこじれる。そして、生体がうつから治ろうとして、勢い余って軽躁になると、今度は新たに別の薬剤も加わるわけだ。これじゃあ、事態はますます混迷の度合いを深めていくだろうね。

誤診があり得ることを前提にした治療

林●僕が主治医をしている患者さんについては、主治医としては生活習慣にこまめに介入していくということになりますね。ところで、もし、この患者さんが先生のような療養指導に関心をもっているわけではないドクターに担当してもらっている場合、どうすればいいか。患者さんとしては、こういう現状を知ったうえで何に気を付ければいいでしょうか?

井原●まず、「うつ病か双極性障害か」の診断議論が巻き起こること自体、主治医の迷いが反映されている。このことにまっとうな不安を抱いてほしい。つまり、「医者だって迷っている。ということは、迷いに基づいて、見込みの薄い薬物が次から次へと出されてしまうかもしれない」ということだ。精神科医という人種は、診断に迷えば、必ずや次から次へと薬を試す。まるで、そうすることが治療者としての責任を果たすとでも思っているようにね。でも、下手な鉄砲も数打ちゃ当たるかといえば、そうでもない。

林●では、どうすればいいのでしょうか。医者を変えればいいなんて簡単な問題じゃない。主治医との関係を壊さずに、しかし、患者さんに何ができるのかが問われるべきでしょう。

井原●そうだね。まず、患者さんに理解してもらいたいことは、「うつ病なのか双極性障害なのか」の診断談義に翻弄されないでほしいということ。精神医学の診断には、客観的な判断基準はない。だから、うつ病か双極性かの判別の決定的な根拠なんてない。うつ病の診断が間違っていると断定することはできないし、双極性の診断が正しいと断定することもできない。

林●診断については「あきらめてくれ」と……。

井原●まあ、そういう言い方をしたら、患者さんはびっくりするだろうね。でも、まあ、そういうことだ。正確な診断なんてできやしない。そもそも診断の正しさを誰が立証するんだい？

林●誰にもできませんよね。

井原●誰にも正確な診断はできないし、診断の正確さを立証できる人だっていない。となると、診断というものは誤ることがあるということを前提に動くべきだと思う。

林●「誤診があり得ることを前提にした治療」ということになりますね。

井原●その通り。そもそも「人は誰しも間違える」"To err is human." こそが真理だろう。人は神様ではない。精神科医だって当然だ。となると、間違えることを前提にした治療、診断不可知論に基づく治療をこそ進めなければならないだろうね。

林●工学分野においてフェイルセイフ原則というものがあって、要するに機械、装置、システムの設計では、トラブルが発生した際に、損害を最小化するよう設計するんです。たとえば、有事にあって、自動車の場合、停止するように設計する。飛行機の場合、しばらくは滑空できるように設計する。これが逆だととんでもないことになります。で、うつ病か双極性障害か、その場合どうすればいいのでしょう。

患者さんの自助努力

井原●患者さんにとっては、診断がうつ病であろうが、双極性障害であろうが同じこと。あれこれ難しいことを考えなくていいから、次の三点だけ守ってほしい。まず、第一に、平均七から八時間の睡眠をとること。第二に、起床時刻を一定にすること。ずれをプラスマイナス一時間程度に抑えること。そして、第三に、当面は完全断酒を厳守することだ。

林●先生が『生活習慣病としてのうつ病』でおっしゃっている主張と同じですね。

井原●そう。うつ病であろうが、双極性障害であろうが、あとは、身体表現性障害であろうが、全般性不安障害であろうが、こころの健康にとって大切な生活習慣に違いはない。十分な睡眠、安定した睡眠相、そして酒を飲みすぎない。このぐらいだろう。高齢者なら、一定の身体活動も必要かな。ともかく、そういったことに本人が気を付けさえすればいいわけだ。

林●ずいぶん簡単に聞こえますけど、患者さんは気を付けてくださるのかなあ。

井原●まあ、生活習慣を変えるということは結構大変だ。それに生活習慣を指導する医師の側にも覚悟はいるよ。そもそも、医者の言葉の賞味期限は七日しかないと覚悟するべきだと思う。つまり、いくら、患者さんに「○時までには寝ろ、七時には起きろ、酒は飲むな」といっても、七日もたてば忘れている。だから、当面は毎週通わせて、毎週同じお説教をしなくちゃいけないだろうね。

林●患者さんを毎週来させるとなると医者の負担も大変でしょう。

井原●そんなことはない。同じ患者に同じことを言い続けるだけだから、こちらは頭なんか使わない。でも、毎週同じことを言い続けていれば、いずれ患者さんの方が変わってくる。そうして、生活習慣が安定してくれれば、通院間隔を延ばしていけばいい。睡眠・覚醒リズムさえ安定してくれば、心身のリズムが安定してきて、ストレスに対する対応力も高まる。その結果、気分は自然とおちついていくものだ。数週間、つまり、外来診察を数回行えば、生活リズムが安定してくる。そうなれば、気分の変動なんて治そうと思わなくても、勝手に治ってくるものさ。

林●「気分を診るな、生活を診よ」ということですね。

井原●そうだね。となると、いつもと同じ結論になる。患者さんにとっても同じこと。「下がった気分を抗うつ薬で上げてもらおう。上がった気分をムード・スタビライザーで下げてもらおう」、こんな他力本願ではだめだ。患者さんにだって少し自助努力をしてもらわないとね。「医者は自ら助くる者を助く。医者は自ら助くる者のみ助く」、患者さんを治すのは本当は医者ではなくて、患者さん自身なんだと思う。

林●今日は長い時間ありがとうございます。ずいぶん、いろいろな話を伺えたように思います。

井原●そろそろ若手のドクターたちも仕事が終わって医局に集まってきている時間だ。これからは、まあ、寺山修司をパクッていうなら、「書を捨てよ、夜の町に出よう」ってところかな。

第5章

相模原事件をめぐって

——精神科医療と治安政策

本日は、某テレビ局の報道番組「パノラマ・ジャパン」のチーフ・ディレクター谷山良一氏がお見えになった。二〇一六年秋、おりしも相模原事件をめぐる議論が巻き起こり、精神保健指定医の取り消し問題が発生した直後であった。

——メディア対応は説明責任

井原●今日は、お忙しいなかお越しくださりありがとうございました。どうぞ、おかけください。

谷山●ありがとうございます。

井原●今日は「カメラなし」と伺っています。収録はなく、むしろ、事前の下調べですね。

谷山●そうです。番組作りのための情報収集の段階です。「パノラマ・ジャパン」は、わが社が最も力を入れている大型報道番組です。常に複数のトピックを巡って取材をしています。そのなかから番組になりそうなものが選ばれます。

井原●で、精神科医療関係はというと……。

谷山●ご存知のように二〇一六年は、相模原事件と精神保健指定医取り消し問題という二つの大きな事件がおきました。

井原●そう、精神科医療は未曾有の危機に直面しているといっていいでしょう。ワイドショーや週刊誌は非難囂々の大合唱です。

谷山●こういった現状に関して、表面的な批判・断罪に終わらない、もっと建設的な提案ができるような番組にしたいと思っています。ただ、ご了承ください。「パノラマ・ジャパン」で実際に取り上げてもらえるかは、会議にかけてみないとわかりません。取材して多くの情報を得たけれど、結局、番組にならなかったということは、珍しくありません。ですから、今日のこの取材の内容も、番組にならない可能性はあるとお含みおきください。

井原●承知いたしました。私も「パノラマ・ジャパン」は時々見ます。このタイトルは、ＢＢＣの「パノラマ」から借りてきていますね。ＢＢＣの「パノラマ」といえば、テレビの世界では最大の報道番組です。「パノラマ・ジャパン」さんも、あのような骨太の報道番組を作ろうというお志ですよね。

谷山●その通りです。

井原●私は、テレビへの出演は、報道番組以外はすべて断っています。いわゆるバラエティ番組に出てほしいといわれたことがありますが、医者はタレントではありませんから娯楽番組には現役の医者が出るべきではないと思っています。ただ、ハードな報道番組は別です。メディアを通して精神科医療のユーザーの皆さん、ひいては国民の皆さんとコミュニケートしていくことは、とても大切なことだと思います。患者さんあっての医者、国民の皆さんあっての医療、医者はあくまで「国民全体の奉仕者」ですから、視聴者の皆さんに対して説明責任を果たしていくことは大切な仕事だと思っています。

相模原事件と指定医問題は直接の関係はない

谷山●よろしくお願いします。さて、相模原事件と精神保健指定医取り消し問題。このうち相模原事件は発生が二〇一六年の七月、精神保健指定医取り消し問題は、きっかけとなった聖マリアンナ医科大学の事件が二〇一五年の四月。八九名の大量取り消しが判明したのが二〇一六年の一〇月です。

井原●そうでしたね。ただ、時期的に指定医問題と相模原事件とは重なったとはいえ、直接の関係はないと考えた方がいいと思います。相模原事件のときに措置入院の判断に関わった精神保健指定医が、資格申請の際に不正があったとの報が流れたことがありました。でも、不正申請があったから相模原事件が起きたわけではないと思います。

谷山●偶然だったということですか。

井原●時期が重なったことはたしかです。しいて関連があるといえば、問題の根幹に、精神科医療がいかにして人の行動を制限することが許されるのかという難問があるとは言えます。

精神科医は警察官ではない

谷山●井原さんは精神保健指定医です。これまでに何度も措置入院診察を行ってきたと伺っています。ではまず、その立場から見て、相模原市の障害者刺傷事件に関わる措置入院の問題について伺いたいと思います。この事件については、平成二八年九月に厚生労働省の検討チームが「中間報告書」、一二月には「最終報告書」を公表しましたね。

井原●そうです。大いに疑問を感じる内容でした。私は「中間報告」後、直ちに日経（措置入院後警察に戻す経路を。日本経済新聞　平成二八年一〇月一七日付、頁一八、私見卓見）と読売（相模原事件と精神科医療。読売新聞　平成二八年一〇月二八日朝刊、頁一三、論点）に意見論文を投稿しました。「最終報告」の際も産経新聞（司法の介在向き合わず。「医療への責任転嫁」「真剣に対策議論を」　産経新聞　平成二八年一二月九日朝刊、頁三）にコメントを出しました。

谷山●読ませていただきました。多少重なりますが、その内容も踏まえながらご意見を伺いたいと思います。

井原●まず、谷山さんにも、また、「パノラマ・ジャパン」のすべての視聴者の皆さんにもご理解いただきたいことは、精神科医療の目的は、あくまで患者さんの心の健康に奉仕することだということです。精神科医は警察官ではありません。病院は留置場ではありません。犯罪の予防は精神科医の仕事ではない。病院は治療をするところであって、危険な人物を閉じ込めておくところではありません。

谷山●もちろんそうです。しかし、措置入院の場合、「自傷他害」が要件になっていますよね。

井原●たしかに措置入院を規定している精神保健福祉法には「自傷他害」という言葉は明記されています。しかし、同時にこの法律には、「犯罪防止」については一言の記載もないということをご承知おきいただきたいと思います。

谷山●記載がないのですか。

井原●一言もありません。なぜかというと精神保健福祉法は、こころの健康に関する法律であって、犯罪防止のための法律ではないからです。

措置入院は強制治療

谷山●しかし、措置入院は「他害」を要件とする強制入院ですよね。

井原●その通りです。ただ、強制治療というものは、医療一般においても、精神科医療においても、あくまで例外的な手段でなければなりません。そもそも医療というものは、基本的に強制的に行うべきものではありません。医療は患者が求め、医者が応じて始まります。患者が求めてもいないのに医者が押し付けてはなりません。精神科の強制治療は、このなかでのまれな例外だと考えるべきだと思います。精神科の強制入院は、精神保健福祉法下の措置入院・医療保護入院、ならびに、医療観察法下の入院処遇です。今回は前者、つまり、精神保健福祉法の強制入院が問題となりましたね。

谷山●強制入院は、精神医学特有の問題であると考えていいですね。

井原●そう思います。実は、内科にも感染症予防法一九条による入院というのがあって、これはペスト、エボラ出血熱などの一類感染症、腸チフス、コレラなどの二類感染症および新感染症が対象となっています。それから、結核予防法二九条による入院というのもあります。しかし、まあ、これらの強制入院は目的が明確ですから、人権上の問題がクローズアップされることはありません。問題は、なんといっても精神科の強制入院ですね。

谷山●なぜ精神科だけ強制入院があるのか。

井原●それは、精神障害の患者の中には入院治療の必要性があるのにその自覚がない場合があるからです。そのため、精神保健福祉法では本人の意思によらない入院を認めています。その多くは、医療保護入院といわれるもので、これはその判断がもっぱら医師の裁量範囲内にある医療上の入院です。一方で、措置入院は医療保護入院より格段に責任が重く、知事命令による行政処分となっています。

谷山●相模原事件では、警察からの通報を受けて措置入院が決定しました。入院治療の開始に先立って警察が関与していますね。

井原●その通りです。措置入院は、一般人の申請、警察官・検察官・保護観察所・矯正施設長の通報、精神病院管理者の届出などを受けて行われるとされています。今回は、警察官による通報ですね。そして、二人以上の指定医が一致して「精神障害のために自傷他害のおそれあり」と判断した場合に決定します。相模原事件のときは、じつは、緊急措置入院といって、夜間・休日などの例外措置として指定医が二人見つからないときに、一人でも入院させられる方法をとって最初は入院しています。その後、日を改めて、もう一度二人の指定医が診断して、措置入院となったわけです。

措置入院で医師は人権擁護の責任を負う

谷山●警察から頼まれた入院なわけですから、措置入院を担当する精神科医にはそれなりの責任が課せられてしかるべきでしょう。

井原●もちろんです。でも、その場合の責任は治療と人権保護の責任です。犯罪防止の責任ではありません。入院の際には、入院に関して患者本人に口頭と書面で告知して、権利事項を伝える義務があります。そして、定期的な病状報告、措置症状消失の際の知事への届出など、あれやこれやの義務が課せられるのですね。つまり、措置入院担当医には大きな責任が課せられていますが、その内容はあくまで患者の人権の擁護です。しかも、医師が実際に人権を擁護しているかどうかは外部機関にチェックされています。精神医療審査会という独立した第三者機関が設置されていて、そこで人権擁護が実際になされているのかチェックしています。患者さんから退院請求などが出された場合には、さっそく審査を行います。

谷山●つまり、指定医には人権擁護のための責任だけが課せられているということでしょうか。

井原●精神保健福祉法の精神からすればその通りです。私どもは、つねに精神医療審査会に厳しく監視されている立場です。ですから、日々、患者さんの人権の擁護のほうで頭がいっぱいです。

谷山●しかし、実際に相模原事件は起きてしまった。しかも、措置入院を退院したあとに。

井原●そういうことになりますね。そして、その際に措置入院が原因であったかのような報道がなされてしまうわけです。

退院の際の責任

谷山●私ども一般市民からすれば、そんな危険な患者を措置入院させておいて、簡単に退院させせないではしいと思ってしまいますが。

井原●市民感覚からすればそうだと思います。従来、私ども精神科医は、治安の問題に関わりたくないと思ってきました。だからこそ、刑事裁判を経ない、行政処分としての措置入院を許容してきました。でも、この制度は、「他害」を要件とします。その限りで、その退院判断の際には、管理者は「近未来の暴力の予測」ということを考えざるを得ません。好むと好まざるとに関わらず、純粋に医療的な決定を超えた責任が課せられてしまうのですね。

谷山●それは他害のリスクをはらむ人物を治療する立場からすれば当然だと思いますが。

井原●精神保健福祉法上は、まったくもって当然ではないです。精神科医が患者さんを閉鎖された環境に留め置くことができるのは、治療を目的とする場合だけです。入院治療の目的を遂げれば、直ちに退院させなければなりません。治療が終わっているのに「犯罪予防」の名の下に閉鎖病棟に留め置けば、行動の自由を不法に奪うこととなります。これでは、刑法の逮捕・監禁罪が成立してしまうのですね。

谷山●そんな理屈を一般市民が理解するでしょうか。

井原●法律家ならすぐ理解しますが、一般の人は意外に思うでしょうね。でも、まあ、谷山さんご指摘の通り、措置入院という制度のおかげで、精神科医は、治安政策の領域に不本意にも足を踏み入れることになっている。それはたしかです。私どもは、精神保健の専門家にすぎず、犯罪防止の専門家ではありません。これが刑事法のなかの制度ならば、こうはなりません。法的に刑罰権の抑制がかかりますし、権力の主体は指定医でも行政でもなく、刑事裁判所であることが明記されるからです。いざとなったときの最終的な責任は裁判所にあるということが明らかだから、指定医に保安責任が課せられることはありません。措置入院は、本来医療のための法律。だから刑事法と比べれば、権力抑制原理としての効力が弱い。その分、融通無碍ですから目的外使用も容易です。保安目的に濫用しやすい。結果として、措置入院という制度のせいで、私ども精神科医は刑事司法が担うべき責任を代行する状況に陥ることになってしまっています。

退院の判断は妥当か

谷山●退院の判断は妥当だったのでしょうか。

井原●措置入院は「自傷他害のおそれ」がなくなれば直ちに解除しなければなりません。この「直ちに」というところがポイントです。この点は、精神保健福祉法の第二九条にも、「直ちにその者を退院させなければならない」と明記されています。では、「自傷他害のおそれ」とは何か。それは、今、彼の腕を捕まえている人がその手を離せば直ちに殴りかかってくるような明々白々の「おそれ」です。

谷山●相模原事件は、退院後四カ月ほどして起こっています。

井原●措置入院は「数ヵ月後にもしかすると起こすかもしれない他害行為のおそれ」のためでは

ありません。治療終了時に、数ヵ月後にあり得る犯罪を予防する目的で入院を延長するなんて、絶対に許されません。それはまさに「予防拘禁」以外の何物でもない。そんなことをしていたら、精神医療審査会から指導がはいるでしょうし、それこそ、刑法二二〇条「逮捕・監禁罪」に該当するといわれれば、それでおしまいでしょう。ちなみに、精神医療審査会だって犯罪防止の責任は負っていないということは、ここで強調しておきましょう。つまり、精神保健福祉法の措置入院に関しては、処分を下す行政も、診療実務に関わる精神保健指定医も、監督責任のある精神医療審査会も、誰一人として犯罪防止の責任は負っていません。繰り返しになりますが、この法律は条文上は、「犯罪防止」に関する一言の記載もないのです。

「警察発、病院行き」の〝片道切符〟

谷山●では、どこに原因があったとお思いですか。

井原●現在の措置入院制度には、検討チームの「報告書」が触れていない致命的な欠陥があります。それは、警察が犯罪を起こす恐れのある人物を措置入院のルートに乗せると、「警察発、病院行き」の〝片道切符〟になってしまう点です。警察から病院への往路は確保されているが、病院から警察への復路は閉ざされているのですね。

谷山●閉ざされているって言ったって、要は精神科医が「今から退院させます」って警察に電話一本かければすむ問題でしょう。

井原●とんでもない。精神保健指定医には退院の報告を県に書面で行う義務はありますが、警察に届け出る義務はありません。それどころか、警察に電話を掛けたら直ちに守秘義務違反に問われてしまいます。刑法一三四条の秘密漏示罪に該当します。

谷山●つまり現行制度上、警察への情報提供は不可能だということですね。となると、確かに、精神科医としては、直ちに窮地に陥ってしまいます。でも、これは精神医学単独で解決すべき問題ではない。

井原●その通りです。むしろ、刑事政策の問題です。措置入院制度と刑事司法制度との狭間の問題です。要は、措置解除後に必要に応じて刑事司法に差し戻す経路が確保できていないことが、諸悪の根源なのですね。

思い込みは病気か

谷山●順番が逆になりますが、出口と同時に入口も論じなければならなかったのではないでしょうか。そもそも今回は措置入院させるという判断は妥当だったのですか。

井原●ああ、「重度障害者は生きていても仕方がない」という発言ですね。入院させた判断自体間違っていたというのですね。でもまあ、あのときは緊急措置入院、つまり、真夜中とか休日とかに指定医が一人しかいない状況で、しかも、警察官に周りを取り囲まれたような状態で判断を迫られたはずです。判断を誤ったとしても、その指定医を誰が非難できるでしょうか。

谷山●結局、短期間で退院させてしまいましたよね。

井原●軌道修正したわけですよ。退院させるときに、まさか「入院の判断が間違っていたから退院させた」とするわけにはいきません。そう判断したっていまさら警察に差し戻すこともできません。だから、当該医療機関は責任をもって治療にあたり、自傷他害の差し迫った危険がないことを確認して退院させた。つまり、誠実に責任を果たしたのだと思います。

谷山●結局、「障害者は生きていても仕方ない」との思い込みで殺傷事件を起こしてしまいました。あれは異常なことだったといえるのでしょうか。

井原●異常だったのか、精神障害だったのか。その点は実際に診察したわけでもない私がコメントすることはできません。まだ精神鑑定だって終わっていませんよ(平成二八年一一月時点)。この段階で私どものような専門家がよけいなことを言えば、今後の裁判の行方に無用の影響をもたらしかねません。

谷山●承知いたしました。専門家だから個別の事例についての評論家的コメントはできないということですね。では一般論として考えてみてはいかがですか。

井原●一般論ですが、人はそもそも、特段の精神障害なしに人を殺します。そして、その行為を独善的な思い込みで正当化するものです。歴史的にいっても、ヒトラーらナチス・ドイツのアーリア人至上主義、連合赤軍永田洋子らの「総括」、オウム真理教の「ポア」、テロリストたちの「聖戦」……、いくらでもあります。こういう思い込みに関しては、精神科医がしゃしゃり出て「妄想か否か」というような議論を始めるからことがややこしくなるんであって、良識ある市民が普通の倫理感覚で「身勝手かどうか」を判断すればいいだけの問題でしょう。

谷山●精神医学の管轄ではないということですね。

井原●その通りです。医学の管轄ではなく、警察の管轄です。そもそも、ドストエフスキーの『罪と罰』、あのなかで主人公の貧しき学生ラスコーリニコフは「選ばれし者は、シラミのような高利貸しのばあさんを殺しても許される」という思い込みで老婆を殺しました。でも、あそこで精神科医が出てきて、「これは妄想であって、ラスコーリニコフは精神障害だ」なんて言い出したら、『罪と罰』は小説になりません。

確信犯罪者は刑法学の課題

谷山●思い込みに基づく犯罪は、本人は悪いとは思っていません。となると是非弁識能力がないということにはなりませんか。

井原●いや、この問題は是非弁識の問題として考えるよりも、「確信犯罪者」による犯罪として、別途取り扱うべきでしょうね。こういう思い込みに基づく犯罪は、刑法学の世界では「確信犯罪者」と呼ばれます。つまり、「自分の良心に照らして間違っていない」という強い確信に基づく犯罪です。

谷山●そういう概念というか専門用語というか、そんなものがあるのですか。

井原●刑法学者が提唱したものです。ドイツ語の専門用語で、Überzeugungsverbrechen となります。Überzeugung つまり確信による犯罪という意味ですね。

谷山●精神医学には、その概念はないのですか。

井原●ありません。精神医学はそもそも犯罪のための学問ではありませんから。「確信犯罪者」という概念は、あくまでも刑法学における概念です。刑法学において問題とされるのには、それなりの理由があります。それは、ある信念を抱くこと自体は思想の自由ですから保障されなければなりません。それは、たとえ、アーリア人至上主義とか、「障害者は生きるに値しない」「高利貸しのばあさんは生きるに値しない」といった激しいヘイト思想であっても、ということです。ただ、ヘイト思想は犯罪に結びつくことがある。犯罪は未然に防がなければならない。となると、警察としてはヘイト思想の持ち主に実行行為に至らせぬようモニターしなければならなくなります。ヘイト思想を実際に実行行為に移されることがあってはならないのです。となると危険思想の持ち主で、しかし、まだ実行行為に至っていない者にどう対処すればいいのかという、刑事政策上の難問が発生するのですね。

谷山●実際、今回の相模原事件については、一種のテロリズムではないかという意見もありました。

井原●そうでしたね。「テロリズム」という概念に相当するのかどうかは、疑問もあります。政治的目的ではないし、組織犯罪でもないからです。でも、危険思想の持ち主を刑事政策上どう遇するかという難問を考えるときに、相模原事件が重要な題材を提供していたことは確かです。こうなると、措置入院に問題を収れんさせることがいかに的外れかはっきりしますね。テロリストたちを、危険な思想を持っているからといって、措置入院させて、こころのケアをしましょうなんて、これほど的外れなことはありません。テロリストの犯罪を精神医学的に予防させようたって、それは無理ですよね。

谷山●もしかすると、相模原事件は、この機会にテロリスト犯罪の予防のための刑事法制の検討を行うべき、いいタイミングだったのかもしれませんね。

措置解除後の事件はこれからも起こる

井原●そうですね。政策というのは、時代とともに変わっていくし、変えなければなりません。それが政策というものです。犯罪だって変わる。だから、犯罪に対する刑事政策だって当然変わらなければなりません。テロリズムもそうですが、マネーロンダリングのような国際犯罪。こんな現代型犯罪に対して、明治四〇年生まれ御年一〇九歳の超高齢化した現行刑法が太刀打ちできるはずがありません。こういった喫緊のテーマを前にしては、刑事政策を不断にアップデートする必要があります。それを考えることこそが、刑法学者の役割です。そうなると、刑事政策の変化に伴って、刑法自体を時代にマッチしたものに少しずつ改正していく必要が出てきます。谷山さんのご指摘の通りだと思います。

谷山●なるほど。それは確かに精神医学の問題ではありませんね。

井原●当然ですよね。しかし、まあ、「障害者は生きていても仕方ない」なんてとんでもない思い込みですが、私に言わせれば、「医療で犯罪が防げる」という思い込みだってとんでもない思い込みです。何の根拠もありませんよ。

谷山●今回、事件の直後から厚生労働省が措置入院制度の検討に着手しました。この点はどうでしょうか。

井原●現状の地域精神科医療にはまだまだ不備があります。だから、この機会にその点を改めることはできるでしょう。でも、それは事件の防止とは直接の関係はありません。措置入院も地域精神科医療も、あくまで治療のための制度であって、犯罪防止のための制度ではないからです。

谷山●さきほどのご指摘の通りですね。

井原●繰り返しになってすみませんが、そういうことです。いうまでもなく、厚労省は健康のための官庁です。犯罪防止のための官庁ではありません。事件の再発防止に必要なのは、健康政策ではなく治安政策でしょう。刑事政策を担う法務省と、犯罪防止の実働部隊たる警察こそ、主導的役割を担うべきです。厚労省に託すのはお門違いだと思いますよ。

谷山●今回メディアは、ここぞとばかりに精神医学バッシングを行いました。しかし、その一方でこの事件は精神医学の管轄ではないと思っていた人もいたようです。

井原●そうでしょうね。すくなくとも精神医学に責任を転嫁しても、社会の安全は守れません。精神医学バッシングは、ちょっとした憂さ晴らしにはよかったかもしれませんが、安全な社会を築くという本来の課題が忘れ去られてしまいます。

谷山●検討チームは「退院後に必要な医療等の支援を検討し、症状消退届で都道府県知事等に確実に伝達」などの提言を行っています。でもそれでは不足なのですね。

井原●当然です。「支援」も「検討」も「伝達」も大いに結構です。でも、それらは犯罪を防ぐには役立たず、ですよ。だって、そこに警察がかかわっていないからです。

「検討チーム」の刑法学者は機能していない

谷山●「検討チーム」には、精神科医とともに刑法学者がはいっていました。座長も刑法学者です。

井原●そうです。批判するなら、精神科医に対してだけでなく、刑法学者に対してもそうしてください。この事件は精神医療と刑事司法との中間で発生した事件です。当然、その解決には精神科医、刑法学者双方の関与が必要なのですね。でも、その内容には精神医療の質向上のための提言だけが並んでいて、肝心の刑事政策については触れられていません。医療から警察への差し戻し、犯罪告発と守秘義務との関係、退院後の保安面のモニタリング……、刑事政策上、検討しなくちゃいけない課題がたくさんあります。

谷山●でも、それらについて言及はないですね。

井原●委員全員が「健康政策で刑事政策を代替できる」との迷妄に陥っています。「検討チーム」に求められているのは、精神保健と刑事政策のどちらかではなく、両者です。しかも、どちらかといえば、比重は刑事政策のほうに置くべきなのです。一九人も亡くなっているのですよ。こんな凄惨な事件が起きたというのだから、市民の安全をどう確保するか、もっと真剣な議論が必要だったと思います。検討チームには、座長を筆頭に刑事司法の専門家がいるのに、まったく機能していません。その結果、精神保健の提案はあっても、社会の安全のための何の提案もない「片翼だけの飛行機」のような報告書ができあがってしまったのです。

谷山●今回の犯罪者は、ひそかに事件を計画していたのではなく、堂々と事前に犯行声明まで出していました。

井原●そうですね。まさに確信犯罪者です。事件を起こすことは事前にわかっていました。それでもやられてしまった。同様の事件は今後も繰り返されますよ。一九人の失われた命は浮かばれません。

保安処分に関する議論

谷山●相模原事件を受けて、産経新聞は平成二八年七月三一日に「今こそ『保安処分』の議論を」という鹿間孝一論説委員の意見を掲載しました。検討チームの中間報告提出後は、これをうけて九月一七日に「相模原殺傷検討　犯罪防止の視点足りない」という社説を載せました。

井原●産経新聞らしいですね。これほど率直に「保安処分」という言葉を見出しに書けるのは、この新聞だけかもしれません。

谷山●どう思われますか。

井原●社説は次のように言っています。「厚労省は、自治体が退院後の支援に関わる制度を作る方針だが、対象者が拒否すれば、警察の介在を抜きに動向を把握することは難しい。司法の関与による何らかの強制力が必要である」。この社説のコメントは、私がこれまで申し上げてきたことと正確に一致します。その通りなのですよ。ただ、その次の段落で、「だから治療処分を」と言ってきている。こういう直截な論理展開は、私どもには絶対にできませんね。

谷山●「治療処分」とは、以前「保安処分」と呼ばれていたものとイコールと考えていいですね。

井原●その通りです。ただ、「司法の関与による何らかの強制力」という場合、隔離したり、拘禁したりすることだけを意味するわけではない。保護観察、接近禁止命令、電子監視など、もっと多様な対応法があり得ると思います。そういう具体策を提案することが刑事政策の仕事なのですね。ただ、この問題については、長い論争の歴史があって、私ども精神科医は冷静に議論できる状態にはないです。保安処分の「ほ」の字でも口に出そうものなら、たちまち糾弾集会が開かれてしまいます。

一元主義と二元主義

谷山●ただ、諸外国のほとんどに保安処分に相当するものはすでに存在しています。この点は刑法学や精神医学の専門家でない私どもジャーナリストすら、知っていることです。

井原●そうです。国がこだわる理由は、立法の不作為であることが明白だからです。これは、中谷陽二先生がおっしゃっているけれど、現行刑法はちょっとできるのが早すぎました。一九世紀の諸外国の刑法を参考にして、一九〇七年に制定されました。その基本的な骨格は刑罰一元主義、すなわち、精神障害者であろうが、そうでなかろうが、刑事裁判で出せるのは刑罰のみでした。

谷山●その刑法は、現在まで使われているのですね。

井原●その通りです。でも、日本の現行刑法が制定される同じ時期に、ヨーロッパでは責任に対して刑罰、危険性に対して保安処分という二元主義の考え方が台頭してきました。その結果、スイス、イタリア、ドイツと、諸外国は次々に二元主義に基づいて保安処分を制度化していきました。

谷山●日本の刑法だと、責任に対しては刑罰。でも、もし心神喪失で責任無能力となると、無罪放免ということになりますね。

井原●おっしゃる通り。ここに重大な法の抜け穴があります。で、大正一五年には「刑法改正ノ綱領」という案が作成されて、「刑罰と処分」の二元制が提案されています。

谷山●でも現状は、依然として刑罰一元制が続いている。

井原●そういうことになります。刑罰一元制の下では、国としては、精神障害者による重大な法益侵害があっても、裁判所が何の関与もできません。日本は、それを除けば法制度の整備された先進国です。どこかの大陸の、最近誕生したばかりの名もない国じゃなくて、一応は近代法制を採用する文化国家です。でも、精神障害者の犯罪に関してはまったくもって法治国家とはいえない状況なのですね。こういう刑事政策的に無為無策な状況が一〇〇年以上続いているわけで、国がこれを放置しておきたくないと考えるのは、当然だと思います。

法の抜け穴をふさぐ措置入院制度

谷山●さきほど産経新聞が相模原事件を受けて、「だから保安処分を」といって、この点の論理展開について井原さんはやや批判的でしたね。

井原●批判的というわけではないのですが、産経さんの社説には少々説明が必要でしょうね。こういうことです。刑罰一元制を採ると、触法精神障害者の行為に関しては法の抜け穴が発生する。となると、それを塞ぐためにどうするか。「精神保健福祉法があるじゃないか。措置入院制度があるだろう。あれを使おう」となってしまうのですね。

谷山●実質的に措置入院制度を保安処分として濫用することになる。

井原●そうですね。相模原事件の検証チームが行ったことはこの典型です。犯罪防止の責任を措置入院させた医療機関に帰して、退院後の「支援」や「伝達」などに解決策をゆだねようとする。でも、相模原事件は重大な殺人事件ですよ。殺人事件の責任を医療機関や「支援」や「伝達」に帰すのですか。そうなるというと、医療機関も保健所も福祉関係者も、みんなでボランティアで「警察ごっこ」しなけりゃいけなくなります。退院させる際にも、「ちょっと待て。危険な犯罪を犯しかねないから、もうちょっと置いておこう」となる。支援する際にも、伝達する際にも、「人を殺しかねないから、みんなでよく見張っていましょう」となる。でも、これって医療や保健や福祉の仕事ではないでしょう。

谷山●産経新聞の社説には論理の飛躍があるということですか。

井原●いや、そうではない。保安処分がないから、措置入院が代わりをさせられる。その点を批判したければ、保安処分問題にふれないわけにはいかないだろうというのが、産経新聞の意見のはずです。でも、一般の読者にはわかりにくいでしょうね。

論争の歴史をどう総括するか

谷山●そう考えると刑罰と処分の二元制を考えるべきは当然だと思うのですが、この議論ができないのはどうしてでしょうか。

井原●できないですね。この議論は、精神科医の間では、完全にタブーになっています。この話をするとなると、一九六〇年代、七〇年代の気の滅入るような論争の歴史をどう総括するかという議論になってしまう。あの時代に、反対論が巻き起こった最初は、思想犯に対する予防拘禁を目的とする制度だからという理由でした。当時は、ソビエト連邦で反革命分子とみなされた人々が次々に投獄されたり、拷問を受けたりしていた時代でした。アレクサンドル・ソルジェニーツィンが『収容所群島』というルポルタージュを書いて、ノーベル賞をもらったりしました。ですから、刑法改正に関わるあらゆる提案を思想統制だと誤解したとしても、無理はありません。しかし、その後、対象を限定する過程で、この制度は政治目的ではなさそうだということになった。そうなると今度は、この制度が精神障害者一般に対する偏見を煽るとか、精神障害者一般に対する予防拘禁だという主張がなされるようになりました。

谷山●それって、反対運動を継続させるための方便ではないですか。反対運動を行っていた人が、今さら引っ込みがつかなくなって、仕方なくそういう理屈を考えだしたのではありませんか。

井原●そのご質問については、私は答える立場にないです。どうぞ、反対論者の方々にお尋ねください。でも、強引な理屈だったのか、それとも、当然の危惧だったのかを検証する一つの方法がありますよ。医療観察法の実態を検討すればいいのです。心神喪失者等医療観察法は、刑罰一元主義を根本から改正するものではありませんが、しかし、刑事司法と精神保健との間にできた抜け穴を防ぐ目的で作られました。二〇〇五年に施行開始。もう一〇年以上経ちました。この間の医療観察法の運用実態を検証する必要はあるでしょうね。

谷山●井原さんも医療観察法に関わっておられるのですか。

井原●はい。精神保健審判員として裁判官との合議で処遇決定を行っています。はたして、医療観察法が思想犯に対する予防拘禁として行われているか、精神障害者一般に対する偏見を煽っているか、精神障害者一般に対する予防拘禁として行われているか。

谷山●そんなことありえないでしょう。

井原●私は批判される立場の人間なので発言権はありません。むしろ、国民の皆さんにこそ、医療観察法の施行実績を検証していただきたい。そして、その中で培われた実務経験の記録をもとに、医療観察法が思想犯あるいは精神障害者一般に対する予防拘禁法なのかどうかを、とくとご検討いただきたい。そして、その検討をもとに、今後、刑罰一元主義のままでいいのか、それとも刑罰と処分の二元主義がいいのかを考えていただければと思います。ご判断なさるのはあくまで国民の皆さんです。

患者さんにどう説明するか

谷山●結局、井原さんは刑事治療処分導入に賛成なんですか、反対なんですか。

井原●私には意見はありません。意見を言うべき立場にもありません。「国民全体の奉仕者」ですから、国民の皆さんに命じられたことを粛々と行うだけです。

谷山●なるほど、まるで国会答弁だ。しかし、まあ世代的に井原さんは一九六〇年代、七〇年代の論争を知る世代だから、国会答弁的になるのも仕方ない。でも、あの論争を総括するなんて言ったってできるものでもないし、総括しなくても自然に世代が交代しますよ。

井原●そうかもしれませんね。

谷山●井原さんより若い世代に、「昔、こういう論争があって、その結果、この議論はそれを持ち出すこと自体がタブーになった」と説明しても、まったく理解されないと思いますよ。

井原●そうですね。ただ、私は世代が変われば、変わるべくして変わるかといえば、ことはそれほど簡単ではないと思っています。すでに患者さんの権利団体を巻き込んでしまっています。患者さんたちに対して、これまでずっと「騙されてはいけない。この制度を許したら、患者さんは全員、治療の名の下に病院に入れられて、もう二度と出られなくなる」、そんなふうに説明していたわけです。

谷山●なるほど。

井原●こうして「いたいけな患者さんを守る英雄」のようなドクターがいて、多数の患者さんを巻き込んでしまった。そうなると、患者さんはそのドクターたちを祭り上げます。「おらがドクター」といって拍手喝采を送ります。そうやって患者さんは、「俺たち患者を守ってくれるヒーロー・ドクター」のリストを作る。リストアップされたドクターは、もう二度と後へは引けなくなる。今さら、「やっぱ、治療処分作ろうぜ」などとは、口が裂けても言えなくなってしまいます。

谷山●そうなるともう、「皆様のご期待」に応えて、一生「保安処分反対!」と叫び続けることになる。

井原●そうでしょうね。その「ヒーロー・ドクター」のリストに挙げられてしまったドクターは、当時はそれこそが患者を守る方法だと信じていたと思います。今頃どうお思いになっておられるのでしょうか。ともあれ、今後、法を犯した精神障害者をどう処遇するか。刑務所より病院のほうがいいに決まっています。でも、その場合の病院を制度上どういう位置づけにするか。

谷山●それ以上に、今後、患者さんたちにどう説明するか。こっちも難しい課題になるわけですね。

『イチゴ白書』をもう一度

井原●その間に精神科医同士でも、少なからぬ仲間割れが生じて、気まずくなるでしょう。私もいやですね。恩師の先生方と難しい関係にはなりたくありませんから。

谷山●先生の恩師のなかにも……。

井原●それどころか私だって、「保安処分反対!」と叫んでいたかもしれません。私が学生時代は、一九八〇年代でしたが、当時の仙台は、保安処分反対集会がしばしば開かれていました。私も無精ひげと髪を伸ばして、保安処分反対集会にも時々出かけました。

谷山●「時々」というところがビミョーだ。中途半端ですね。

井原●そう。それで、国家試験が終わって、ある医大の精神科医局にお世話になることになりました。入局が決まって、髪を切ってきたとき、「もう若くない」って先輩たちに言い訳したんです。

谷山●なるほど、『イチゴ白書』をもう一度」の世界ですね。

井原●だから、中途半端な青春を送った人間として、中途半端ではなかった先輩たちに対する一定のリスペクトはあります。早いもので、あれから三〇年の月日がたちました。「もう若くないさ」って言っていた私も、まさか本当に「もう若くない」時代が来るなんて、思ってもみませんでした。

谷山●中途半端ではなかった人たちは、本当に偉かったのでしょうか。若いころに何らかの理念に傾倒したとしても、社会に出て間違いに気づいたら、引き返す勇気を持たなければいけないでしょう。

井原●生涯をある理念に賭けるというのは、危険なことですよね。私は先輩たちを批判するつもりはありません。しかし、ついていくつもりもありません。

谷山●井原さんより若い世代が、先輩たちの理念を理解する可能性はないでしょう。

井原●そうかもしれません。私自身は、最終的には、国民の皆さんの指示する通りに動きます。世論の動向を見て行動しようと思います。機が熟せば、風向きも変わるでしょう。そのときのために、自分なりに諸外国の現状を勉強しておこうと思っています。これからも私は、一人のシビル・サーバントとして、淡々と課せられた仕事をするだけです。

谷山●今日は、貴重なお時間をいただきありがとうございました。

井原●こちらこそ。お世話になりました。

おわりに

批評社の編集部から精神医学と社会との関係に関して一冊書かないかとお誘いを受けたのは、二〇〇七年の七月のことでした。その際は、すぐに序章から第10章までの章立て、それぞれの内容まで事細かに書いた草案を作成した書簡を送りました。二〇〇七年七月二四日付けの書簡のデータが私のハードディスクに残されていますが、それによると脱稿時期は早くても二〇〇八年一二月、遅ければ二〇〇九年秋ごろといったお約束をしておりました。

それが延々、ここまで遅れてしまったのは、すべて私の不徳の致すところです。佐藤社長にはその後も再三にわたって、催促でも叱責でもなく、むしろ、温かい励ましや役に立つ示唆ばかりをいただきました。時には缶詰用の一室の確保や、夕食のご配慮すらいただいたことがありました。今、やっと原稿を佐藤社長に送信した私は、肩の荷を下ろした安心感よりも、長年ご迷惑をかけてしまった罪責感に苛まれております。

一〇年の歳月は精神医学をめぐる状況も、私自身の関心事も大きく変わるに十分な期間でした。内容も、文体も、形式も、当初に想定したものとは大きく異なることとなりました。私の勤務地も変わり、秋葉原事件が起き、東日本大震災が発生し、抗うつ薬ブームが終わり、相模原の障害者殺傷事件が起きました。それらの相互に関係のない出来事の連続のなかで、精神科医たちは翻弄され、混乱のさなかに精神保健指定医不正取得問題が発生しました。私自身も困惑しつつ、右顧左眄を繰り返し、躊躇、逡巡の末にようやく本書を脱稿しました。

本書にはこれまでの批評社の関連書籍にはない見解も含まれています。そのなかには、斯界の先達が賛同しておらず、それどころか長年にわたって厳しく批判し続けてきた意見すら、行間に示唆されています。私の恩師を含めた先輩方は、本書をお読みになって、怒り、あきれ、あるいは私の正気を疑うことでしょう。管見の責は、すべて私個人にあることをここに改めて申し上げます。

本書が精神科臨床の未来にむけて、開かれたダイアローグのための捨て石となることができれば、私にとってこれに勝る幸いはありません。

著者略歴

井原 裕（いはら・ひろし）

1987年　東北大学医学部卒業

1994年　自治医科大学大学院修了、医学博士

2001年　ケンブリッジ大学大学院修了、PhD

2008年　獨協医科大学越谷病院こころの診療科教授

精神科医となって以来、都心の大学病院・農村の精神科病院・駅前のクリニック・企業の健康管理センター・児童相談所と多様な治療セッティングのもとで診療を行う。この多彩な臨床経験をもとに、就学前から超高齢者までの、ほぼすべての年齢層の患者を診察。対象疾患も、うつ病・統合失調症・発達障害・知的障害・認知症・不安障害・パーソナリティ障害等、全領域にまたがる。近年は、プラダー・ウィリー症候群という希少疾患を、日本の精神科医としては最も多数例診ている。一方、司法精神鑑定医として、埼玉県内の事件を中心に数々の重大事件の精神鑑定を行い、精神保健判定医として多数の医療観察法審判に関与。刑事・民事ともに、法廷で精神鑑定人として証言する機会も多い。現在は、獨協医科大学越谷病院こころの診療科にて、セカンドオピニオン外来を開設。他の医療機関通院中の患者さんに対して、専門的見地からのコンサルテーションを行っている。

著書として、『精神科医島崎敏樹――人間の学の誕生』（東信堂）、『激励禁忌神話の終焉』（日本評論社）、『精神鑑定の乱用』（金剛出版）、『思春期の精神科面接ライブ』（星和書店）、『プライマリケアの精神医学』（中外医学社）、『生活習慣病としてのうつ病』（弘文堂）、『子どものこころ医療ネットワーク――小児科&精神科in 埼玉』（共編、批評社）、『くすりにたよらない精神医学』（共編、日本評論社）、『うつの8割に薬は無意味』（朝日新聞出版）、『うつの常識、じつは非常識』（ディスカヴァー・トゥエンティワン）ほか。

うつ病から相模原事件まで
――精神医学ダイアローグ

2017年1月25日　初版第1刷発行

著　者……井原 裕

発行所……批 評 社
〒113-0033 東京都文京区本郷1-28-36 鳳明ビル
電話……03-3813-6344　fax.……03-3813-8990
郵便振替……00180-2-84363
e-mail……book@hihyosya.co.jp
ホームページ……http://hihyosya.co.jp

装　幀……矢野徳子＋島津デザイン事務所
印　刷……㈱文昇堂＋東光印刷
製　本……㈱越後堂製本

乱丁本・落丁本は小社宛お送り下さい。送料小社負担にて、至急お取り替えいたします。

ISBN978-4-8265-0657-1 C0047